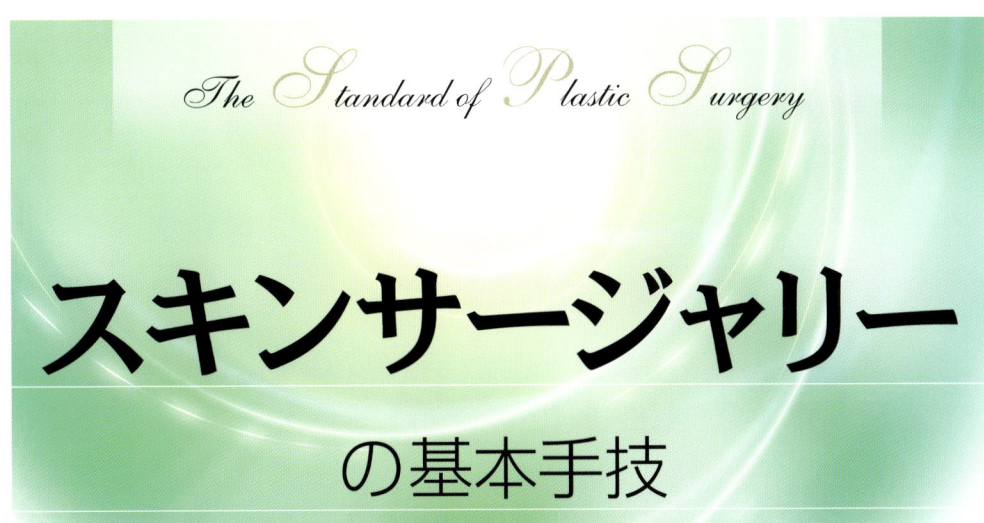

スキンサージャリー
の基本手技

大阪大学医学部形成外科
細川 亙 編著
Ko Hosokawa

克誠堂出版

執筆者一覧

編 著　　大阪大学大学院医学系研究科形成外科学教授
　　　　細川　亙

著 者　　神戸大学大学院医学系研究科形成外科学教授
　　　　田原真也

　　　　大阪大学大学院医学系研究科美容医療学寄附講座教授
　　　　矢野健二

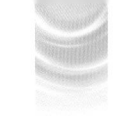

はじめに

　スキンサージャリーは体表面を扱う外科分野である。

　スキンサージャリーは外科の初歩または基本ということもできるが、実際に良質な結果の出る手術をしようとすれば豊富な経験と繊細さが必要で、また結果の良否が一目瞭然な部位を対象としているのでトラブルになることも決して少なくない分野でもある。

　本書ではそのような取り掛かりやすいが奥の深いスキンサージャリーについて、学生、卒後臨床研修医、研修医を終えて皮膚科や形成外科に取り組み始めた後期研修医程度を対象として基本的な手技について詳述することを企図したものである。

　また、一般外科や産婦人科など外科手術を行う診療科に属している医師で皮膚の創をできるだけトラブルなくきれいに治したいという気持ちのある人に対しても是非薦めたい。

　長い間皮膚を縫合してきた多くの一般外科医にとっても「目から鱗」の内容が必ず含まれているはずである。

2007年3月

大阪大学大学院医学系研究科形成外科学教授
細川　亙

もくじ

■ はじめに

I章　皮膚の切開（切除）および縫合の基本 ────────── （細川　互）　1

I-1. Atraumaticな手術 ……………………………………………………… 2
1. 使用する器械・針・糸 ………………………………………………… 2
- メス　2
- 剪刀　2
- 鉗子　3
- 持針器　4
- 鑷子　6
- 鉤　7
- 縫合針と縫合糸　7
- その他　8

2. 術前準備と切開・切除のデザイン ……………………………………… 9
3. 局所麻酔 ………………………………………………………………… 16
- 表面麻酔　16
- 浸潤麻酔　16
- 指神経ブロック　16
- 静脈内局所麻酔　17

4. 切開（切除）・皮下剥離の手技 ………………………………………… 18
5. 電気メス・バイポーラの使い方 ………………………………………… 19
6. 結紮の手技 ……………………………………………………………… 20
- 器械結び　20
- 手結び　20

7. ドレナージ ……………………………………………………………… 25
- 内部の圧力で自然の流出を待つ方法　25
- 陰圧をかけて創内部から能動的に貯留液を吸引する方法　25

I-2. 真皮縫合法 …………………………………………………………………… 26

縫合糸 26

鑷子とスキンフック 26

縫合と結紮 26

縫合創の盛り上げについて 26

縫合創の盛り上げの方法 29

真皮縫合をどの程度密に行うべきか 29

真皮縫合を行わない部位 29

I-3. 皮膚縫合法（外表の縫合） …………………………………………………… 30

■ 単一結節縫合法 30

■ 垂直マットレス縫合法 30

■ 3点縫合法 30

■ 連続縫合法 30

I-4. 術後瘢痕 …………………………………………………………………………… 33

1. 術後処置と瘢痕のケア ……………………………………………………… 33
2. 線状瘢痕の時間経過 ………………………………………………………… 34
3. 手術瘢痕から生じる肥厚性瘢痕に対する対策 …………………………… 35

II章 削皮術（dermabrasion） （矢野健二） 37

1. 使用する器械と歴史 ………………………………………………………… 38
2. 手技の特徴と適応 …………………………………………………………… 38

適応疾患 39

3. 手技 …………………………………………………………………………… 40
4. 合併症など …………………………………………………………………… 41

III章 電気外科治療（electrosurgery） （矢野健二） 43

1. 使用する器械 ………………………………………………………………… 44
2. 手技の特徴と適応 …………………………………………………………… 45

■ 切開 45

■ 凝固 45

■ 混合 45

3. 手技 …………………………………………………………………………… 46
4. 合併症など …………………………………………………………………… 47

IV章　冷凍凝固法 ────────────────（矢野健二）　49

   1. 使用する器械　50
   2. 手技の特徴と適応　51
       冷却剤と組織破壊　51
       標的組織の最低温度　51
       適応　51
   3. 手技　52
       ■雪状炭酸（ドライアイス）圧抵法　52
       ■綿球法　52
       ■銅ディスク法　52
   4. 合併症など　52

V章　スキンサージャリーに有用な皮弁 ────────（田原真也）　53

V-1. 皮弁の概念　54
   1. 血行による皮弁の分類　54
       ■Random pattern flap　54
       ■Axial pattern flap　54
       ■Perforator flap（穿通枝皮弁）　54
   2. デザインによる皮弁の分類　55
       ■前進皮弁（Advancement flap）　55
       ■横転皮弁（Transposition flap）　55
       ■回転皮弁（Rotation flap）　55

V-2. 皮弁壊死の原因　56

V-3. 各種の皮弁Ⅰ（形状による分類）　57
   1. Z形成術（Z plasty）　57
   2. W形成術（W plasty）　60
   3. Y-V形成術（Y-V plasty）　61
   4. V-Y形成術（V-Y plasty）　61
   5. 菱形皮弁（Rhomboid〈Limberg〉flap）　62
   6. 皮下茎皮弁（Subcutaneous pedicled flap）　62
   7. 双葉皮弁（Bilobed flap）　64
   8. 反転皮弁（Tumbler flap, Turnover flap）　64
   9. 筒状皮弁（Tubed flap）　65

V-4. 各種の皮弁Ⅱ（部位特異的な皮弁） 66

1. Scalping forehead flap 66
2. Washio's flap 68
3. Median forehead flap 68
4. Flaps for eyelid reconstruction 69
   - ■ Cheek rotation flap 69
   - ■ Switch flap 69
   - ■ Lateral orbital flap 70
5. Flaps for lip reconstruction 71
   - ■ Vermilion advancement flap 71
   - ■ 上口唇の再建 71
     - Cheek advancement flap
     - Abbe flap（下口唇からのswitch flap）
   - ■ 下口唇の再建 71
     - Estlander flap
     - Gillies fan flap
     - Bernard法
     - Meyer法
     - 冨士森のgate flap
6. Tongue flap 75
7. Deltopectoral flap 76
8. Flaps for finger tip reconstruction 77
   - ■ Kutler法（Lateral V-Y flap） 77
   - ■ Volar V-Y flap 77
   - ■ Volar advancement flap 77
   - ■ Thenar flap 78
9. Cross leg flap 79

Ⅵ章 ティッシュエキスパンジョン法 （細川 亙） 81

1. 概念と分類 82
2. エキスパンダー（組織拡張器） 82
3. 適応 84
4. エキスパンダーの選択と挿入手術 85
5. 注入・2回目手術とその合併症 88

VII章　各種の皮膚外科疾患の治療法 ————————（矢野健二）　91

VII-1. 主な皮膚良性腫瘍の切除・摘出法 ———————————— 92
　1. 粉瘤 ———————————————————————— 92
　2. 脂肪腫 ——————————————————————— 96
　3. 軟性線維腫、アクロコルドン、糸状疣贅、指状疣贅など ———— 99
　4. 小母斑、黒子など ——————————————————— 100
　5. 母斑細胞性母斑、脂漏性角化症など ———————————— 102
　6. 疣贅、胼胝、鶏眼 ——————————————————— 103

VII-2. 主な皮膚前癌病変・皮膚悪性腫瘍の切除法 ——————— 105
　1. 日光角化症 ————————————————————— 105
　2. ボーエン病 ————————————————————— 106
　3. ページェット病 ———————————————————— 107
　4. 基底細胞癌 ————————————————————— 109
　5. 有棘細胞癌 ————————————————————— 113
　6. 悪性黒色腫 ————————————————————— 117
　7. 隆起性皮膚線維肉腫（Dermotofibrosarcoma protuberans）———— 121

VII-3. 爪の外科 ———————————————————————— 122
　1. 陥入爪 ——————————————————————— 122
　2. 巻爪 ———————————————————————— 124

VII-4. 腋臭症手術 ———————————————————————— 125
VII-5. 陥没乳頭手術 ——————————————————————— 128
VII-6. 出臍手術 ————————————————————————— 132

I章
皮膚の切開(切除)および縫合の基本

外科医と名のつく医師はすべて皮膚切開と縫合は行っているはずであるが、
本章で扱う皮膚切開と縫合は
瘢痕を美しく仕上げることを目的としたスキンサージャリーの
皮膚切開と縫合である。
この手技はスキンサージャリーの基本中の基本であり根幹となるものである。
切開縫合の経験のない医学生や研修医はもちろん、
一般外科的な切開縫合の経験のある人も
心を白紙の状態にしてスキンサージャリーの基本的な切開と縫合を
会得する必要がある。

I−1. Atraumatic な手術

　Atraumatic な手術とは治療に不必要な trauma を生じない手術である。Atraumatic な手術を行うにはもちろん atraumatic な手技を行うことが必要であるが、その前提として atraumatic な操作を可能にする道具も重要である。ここではまず最初にスキンサージャリーの基本となる皮膚切開（切除）と縫合の際に用いる道具およびその使い方について紹介する。外科の道具や手技は流派などによる違いがあり、どれが正しいというものではないが、いろいろな流派の道具や手技を羅列的に紹介するのは本書の目的ではない。本書では著者が日常的に用いている道具と手技を紹介し、読者の方々の実際の診療にすぐに役に立つように詳述する。

1　使用する器械・針・糸

　皮膚皮下を守備範囲とする切除縫合のための基本的な器械は、メス、剪刀、鉗子、持針器、鑷子、鉤などである。

■ メス

　メスは替え刃できるものを用いる。手術の途中で切れが悪くなったと感じればただちに刃を新しいものと交換する。金属製のメスハンドル（メスホルダー）にディスポーザブルの替え刃を装着するタイプのものとハンドル部分も含めてディスポーザブルのものとがあるが金属製のメスハンドルの方が硬さの点で操作性が高いので著者は金属製メスハンドルを用いている。

　スキンサージャリーでおもに用いる刃は 15 番メスと 11 番メスである（図1）が、比較的大きい手術では 10 番メスを用いる場合もある。これらの3種の替え刃はいずれもメスハンドルへの固定部分の形状が共通しているので同じメスハンドルに装着できる。なお 15 番メスと 11 番メスとの使い分けは術者により異なるが著者は日常的な手術のほとんどを 15 番メスを用いて行っている。

■ 剪刀

　剪刀を用いて行うおもな操作は鋭的切断と鈍的剥離である。

　繊細な剪刀でガーゼ、太い糸、厚めの紙などを切れば剪刀の関節部分が傷んで切れ味がすぐに落ちて

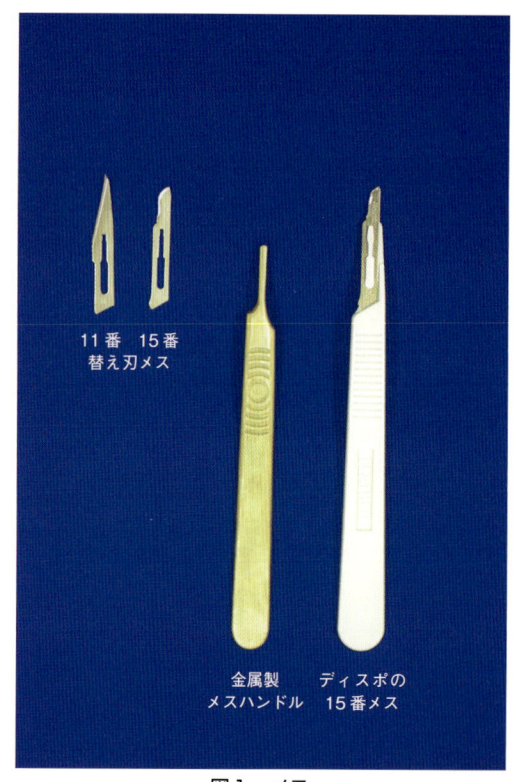

図1　メス

Ⅰ. 皮膚の切開（切除）および縫合の基本

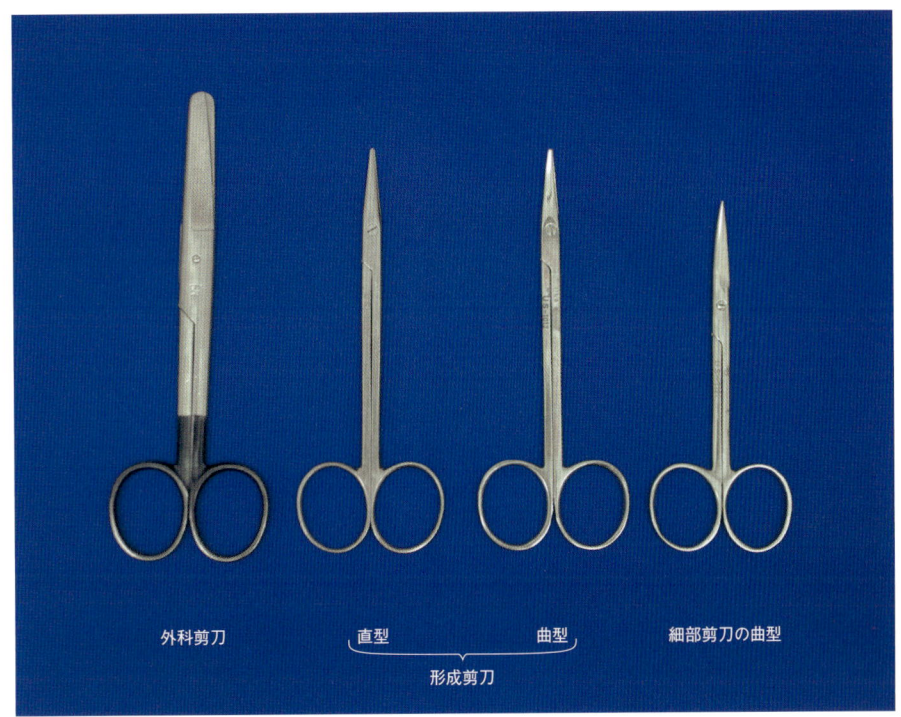

図2 剪刀

しまうので、剪刀は数種類を用意して使い分ける必要がある。剪刀の使い分けは人体組織を切るか糸を切るかというような区別よりも、切断したり剥離したりする対象物の硬さや厚さによって区別するのがよい。したがって同じ糸でも3-0のナイロン糸と7-0のナイロン糸とを同じ剪刀を用いて切断する必要はないし、人体組織でも硬い瘢痕や靱帯などと眼瞼の柔らかい組織などを同じ剪刀で扱うべきではない。剪刀は大きさのほか、先端が尖っているか鈍か、刃の部分が直か曲かなどの違いによって分けられるが、著者の施設でスキンサージャリーの際に用意している剪刀は外科剪刀、形成剪刀の直型と曲型および細部剪刀の曲型程度である（図2）。

■ 鉗子

鉗子は組織や糸などの把持に用いる。

著者の施設では通常のスキンサージャリーではモスキート止血鉗子の直型と曲型を用意している（図3）。把持する対象物の硬さや大きさによって用いる鉗子の種類を選ぶべきなのは剪刀の場合と同様であり、モスキート鉗子で覆布や分厚い組織などを掴めば鉗子を傷めることになる。そのようなものを把持したい場合には覆布鉗子やコッヘル鉗子などを別に用意すべきである。

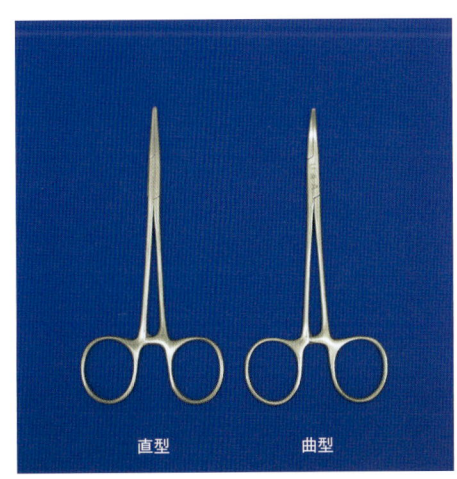

図3 モスキート止血鉗子

Ⅰ. 皮膚の切開（切除）および縫合の基本

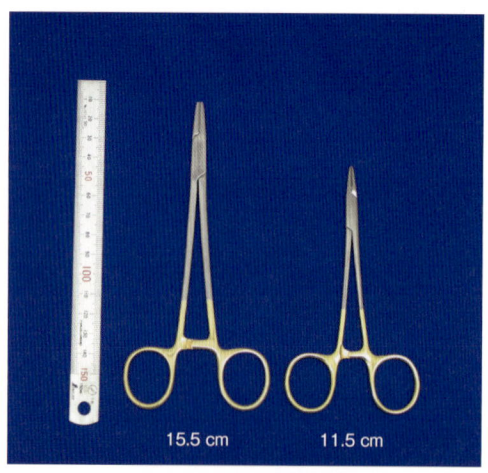

図4　Webster型持針器
通常に用いるのは 11.5cm の持針器。

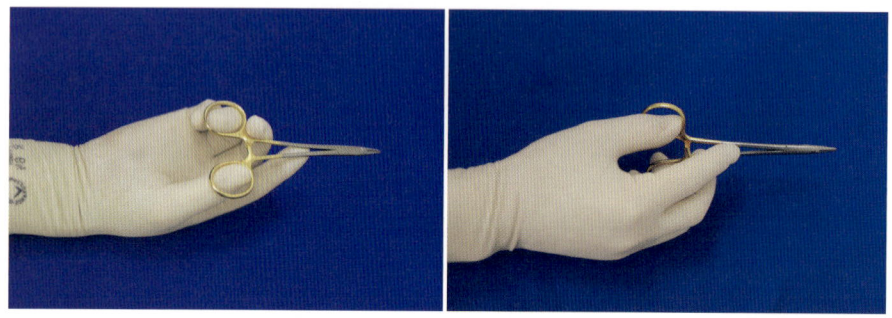

図5　Webster型持針器の持ち方
母指、環指は浅く入れること、示指と中指を持針器に添えて持針器を安定させることが重要。

■ 持針器

● Webster（小型の Hegar）型の持針器

　一般外科では Hegar 型、Mathieu 型などが使われるが、小さい縫合針を用い器械結びを頻用するスキンサージャリーでは Webster 型の持針器が好んで用いられる。1つの手術の中でも繊細な針を把持したり太目の針を把持したりする場合には持針器の大きさを変える必要がある。鉗子と同様、太目の針を華奢な持針器で把持すればすぐにその持針器は傷み、細い糸や細い針を把持できなくなる。著者の施設では先端の針把持部に超硬チップを貼った耐摩耗性の高い Webster 型の長さ 12cm 程度のものを用いている。しかし植皮などで太目の針を用いるような場合には、より大きな持針器を用いるようにしている（図4）。

● 持ち方

　母指と環指を浅く穴に入れ示指と中指を添えるようにして持ち（図5）、環指は容易に抜き差しできるようにしておく。このようにすれば上肢の動きだけで持針器を360°回転させることができる（図6）。縫合針は後方よりの1/5〜1/4程度のところを持針器の先端近くで把持する（図7）。縫合針を組織に刺入して通す際には手首の回転を利かせ、針の弯曲に沿って針を進ませる。そうしなければ細い針を用いている場合、針が容易に曲がってしまう。縫合針をすぐに曲げる術者は持針器を動かす軌道に問

Ⅰ. 皮膚の切開（切除）および縫合の基本

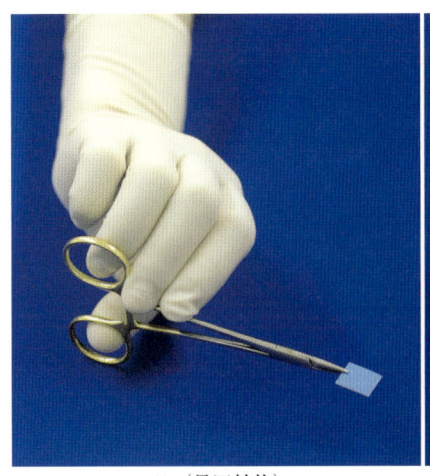
0°（最回外位）

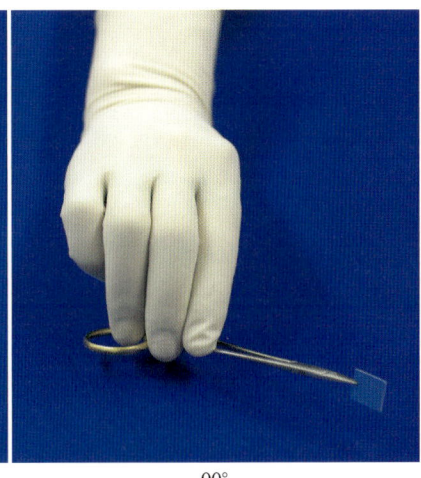
90°

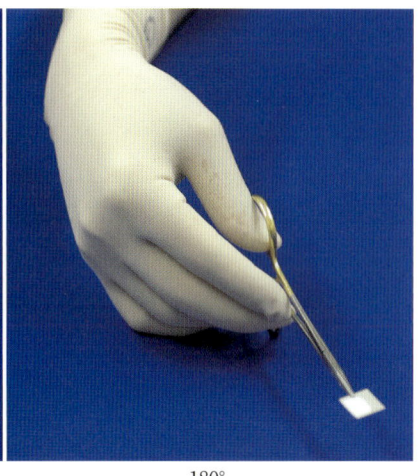
180°

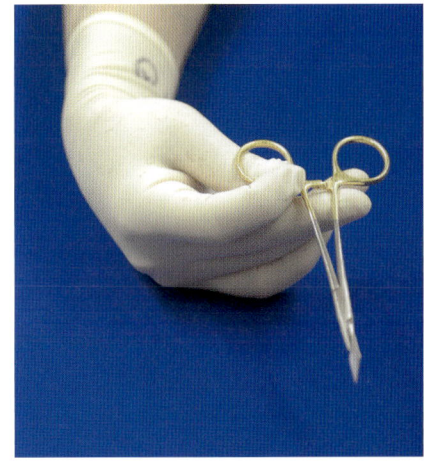
270°

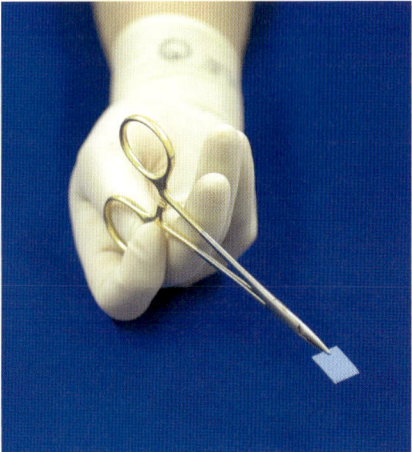
360°（最回内位）

図6　持針器の動き
　上肢だけの動きで持針器の先を360°以上回転させる。わかりやすいように持針器の先に表裏で色の違う紙を挟んでいる。最回内位では環指を抜いているが、実際の手術の際にも環指を抜くことは少なくないので抜きやすいように浅く入れておくのがよい。

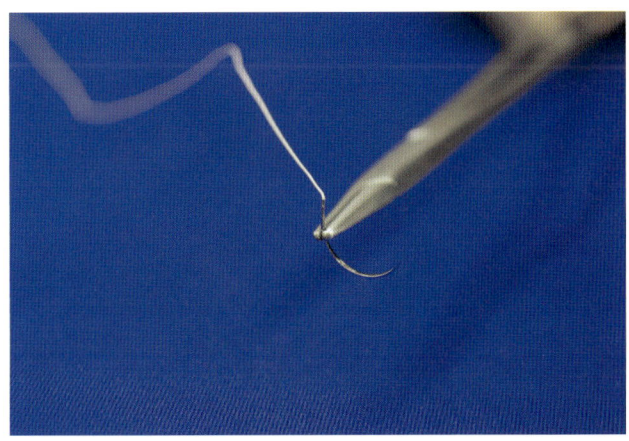

図7　縫合針の持ち方
　縫合針は後方よりの1/5〜1/4程度のところを持針器の先端近くで把持する。

Ⅰ．皮膚の切開（切除）および縫合の基本

題がないかどうか注意を払うべきである。

■ 鑷子

著者の施設では繊細な有鈎のものと無鈎のもの（微小鑷子の有鈎・無鈎）、それよりも少し大きめの有鈎のもの（アドソン鑷子の有鈎）と無鈎のもの（マッカンドー鑷子）を用意している（図8）。

鑷子はものを掴む道具ではあるが皮膚を鑷子で強く掴む行為はatraumaticな操作ではない。鑷子を使ってatraumaticに皮膚を持ちたい場合には、表皮に触れず真皮部分のみを鑷子で掴むか、または、有鈎鑷子の一脚をスキンフック（後述）のように用いるか、または鑷子を持った手の環指を表皮側から当て真皮側から当てた鑷子の1脚との間で把持するようにする（図9）。鑷子を用いて皮膚をatraumaticに操作できない人は次項に述べるスキンフックを使う方が望ましい。なお、スキンフック的に皮膚を把持するように工夫された鑷子として冨士森氏フック鑷子がある。

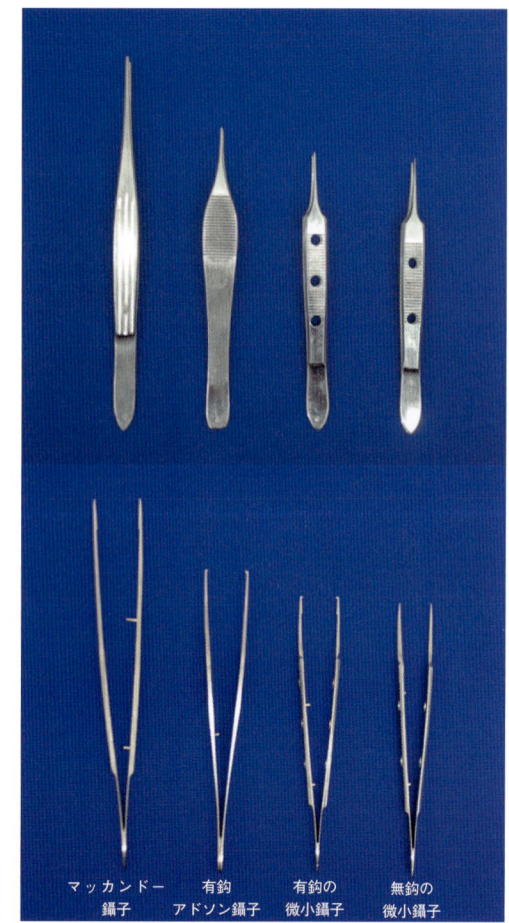

図8　鑷子

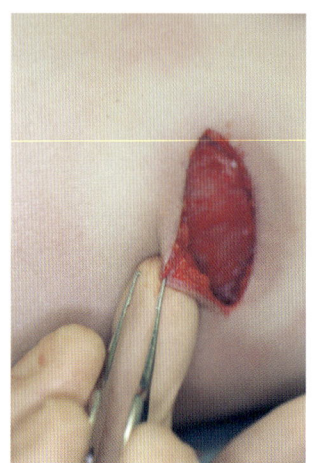

図9　有鈎摂子による愛護的皮膚把持法
　有鈎の微小鑷子によるatraumaticな皮膚把持の例。有鈎鑷子の一脚を真皮側から当て、表皮側から当てた環指の指腹との間で把持する。

■ 鉤

鉤は組織を把持せずに挙上したり牽引したりする道具である（図10）。

先端の爪の形により鋭鉤、鈍鉤、扁平鉤などに分けられ、また爪の数によって単鉤、二爪鉤、三爪鉤などに分ける。スキンサージャリーで常備すべきものは小型の単鋭鉤（スキンフック）程度であるが、粉瘤やガングリオンの摘出などには小型の扁平鉤や二爪鉤などが役に立ち、比較的大きな手術では中程度の鈍鉤（筋鉤）を用いる場合もある。スキンフックは皮膚を持つ道具であるが把持せず引っかけるという点で組織をatraumaticに扱う道具である。

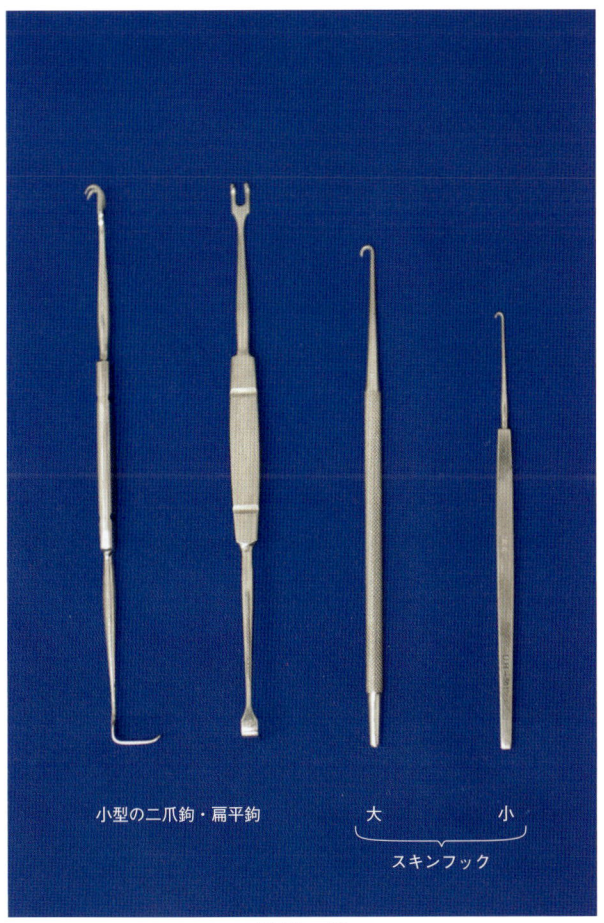

小型の二爪鉤・扁平鉤　　大　　小
　　　　　　　　　　　　スキンフック

図10　鉤

■ 縫合針と縫合糸

縫合糸は材質により吸収糸と非吸収糸とに分けられる。

● 吸収糸

著者の施設でスキンサージャリーに用いる吸収糸は、埋没縫合に用いるPDS II、粘膜や結膜の外表縫合に用いるバイクリル程度である。PDS IIは長期間抗張力が持続するので最近はしばしば真皮縫合にも用いている。

● 非吸収糸

非吸収糸で最もよく用いられている糸はナイロン糸である。ナイロンは組織反応が少なく埋没縫合、皮膚外表の縫合いずれにも多用されるが、真皮のきわめて浅い部分の真皮縫合に用いると後に露出してくることもある。植皮のタイオーバーの際や皮下での血管結紮には絹糸を用いることもある。

● 縫合針

糸をつける部分の形状により、弾機孔、普通孔それぞれを有するものと初めから糸がついた無傷針（糸付き針）とに分けられる。また針先の形状により、丸針、角針、平針などに分けられる。スキンサージャリーでは糸付きの角針ないし平針が頻用され、著者の施設でも皮下から真皮にかけての縫合には4-0ないし6-0の透明ナイロン糸か同様の太さの透明のPDS IIを用い、外表の縫合には5-0ないし7-0の黒ナイロン糸を用いている。いずれも平針または角針であり、針の弯曲度は3/8または1/2サークル、長さは糸の太さに応じて8〜15mm程度のものを用いている。真皮縫合で用いるには強弯（1/2）の針が用いやすく、外表の縫合には弱弯（3/8）のものが使いやすい。丸針は皮膚のような固めの組織では針の通りが悪いので用いない。粘膜や結膜組織などの軟らかく裂けやすい組織の縫合では丸針が用いられる。

Ⅰ. 皮膚の切開（切除）および縫合の基本

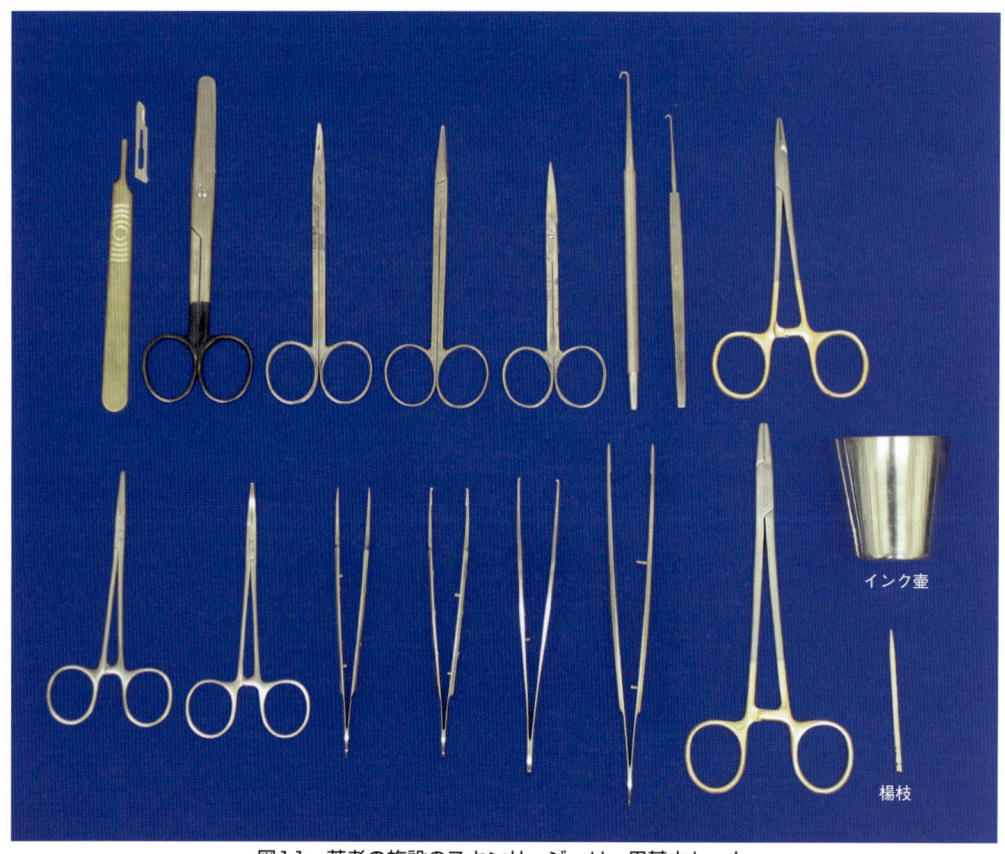

図11　著者の施設のスキンサージャリー用基本セット
手術内容によって小型の扁平鉤や二爪鉤などを適宜加えている。

●ステープル

　通常ステンレス製で縫合糸の代用としてステープラーを用いて皮膚外表の縫合に用いられる材料である。しかし、被髪頭部を剃毛せずに縫合する際に用いる程度であり、それ以外の部位で小範囲のスキンサージャリーに用いることはほとんどない。

■ その他

　その他、注射器、注射針、手術デザイン描画用具、吸引管、電気メス（またはバイポーラ）などを用いる。

　注射器は、使用する麻酔薬の量に応じて、5〜20cc程度の容量のディスポーザブルのものを用意する。手術デザインの描画には医療用に市販されている滅菌されたディスポーザブルのサインペンを用いてもよいが、著者はピオクタニンをインク、滅菌した楊枝をペンとして用いている。著者の施設で用いているスキンサージャリー用の器械セットを示す（図11）。

2 術前準備と切開・切除のデザイン

【手術に関する説明】

患者には皮下出血などを一時的に生じることがあること、稀に感染を起こすこと、必ず瘢痕は残ることなどを説明しておく。瘢痕の程度については通常の体質の場合のほかケロイド体質の場合についても説明しておくのが望ましい。なお、当該患者の既往歴として手術や外傷などがあればその瘢痕を診て瘢痕に関する予測の参考にするとよい。

【術前準備】

●剃毛

眉毛については行わない。そのほかの頭髪、鬚、陰毛などについては剃毛したり短く切ったりした方が手術は行いやすいが患者の希望を考慮してそのまま手術する場合も多い。

●顔面の消毒

50倍希釈のイソジンか0.05％程度のヒビテン水などを用いている。顔面の消毒にアルコールを含んだ消毒薬を用いるのは角膜に対して危険なので避ける。

●躯幹や四肢の消毒

ヒビテンまたはイソジンなどを用いるが有色の消毒薬を用いた場合はその後に生理的食塩水を含むガーゼで拭くなどして無色化する。

●消毒範囲

広めに行い広い術野を確認できるようにする。例えば顔面の手術の場合、片側のみの手術であっても左右を比較できる状態で手術した方がよいので顔全体が術野に出るようにする。

【切開線・切除線の置き方とデザイン】

これらの良し悪しは手術技術以上に手術結果を大きく左右する。いかに丁寧に切って縫うよりも切らない方がきれいであるのは言うまでもないし、目につくところを熱心に丁寧に縫うよりも目につかないところに傷を置く方がずっと効率的に美しい結果を生む。そのような意味で、可能であれば切開線は、被髪頭部内、衣服に隠れるところなどに置くのがよい。また切開線は一般的に自然皺襞内におくと術後瘢痕が目立たず、また引きつれ（瘢痕拘縮）なども起こしにくい傾向がある（例外もないわけではない）。

Ⅰ．皮膚の切開（切除）および縫合の基本

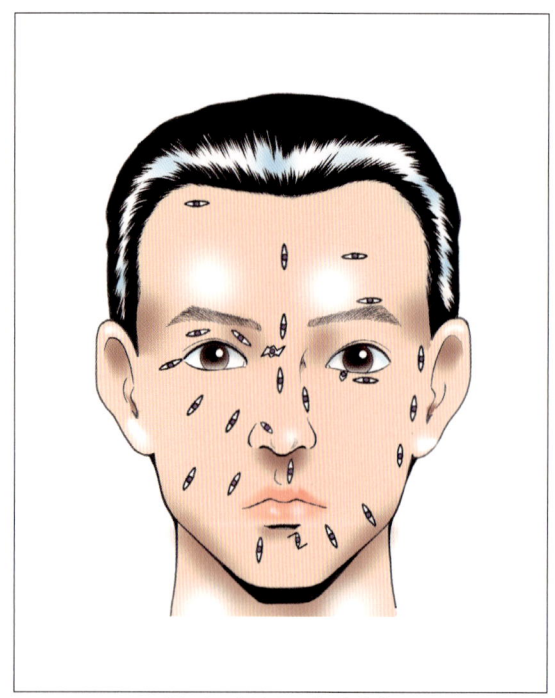

図12　望ましい切除方向
顔面皮膚小腫瘍切除の際の望ましい皮膚切開の方向を示す。下口唇白唇部や鼻根部などでは望ましい切開の方向は必ずしも単純ではない。

切除方向

著者の経験に基づく顔面小腫瘍の望ましい切除方向を示す（図12）。

額部：ほとんどの部位で横方向の切除が正しいが正中では縦方向の瘢痕も目立ちにくい。

眼瞼：上下眼瞼ともに横方向の切除が基本であるが、瞼縁では瞼縁に垂直に瞼板や結膜を含めて全層で切除するのがよい。

鼻：鼻根部は両内眼角間で凸面をしているため鼻根部の横皺の方向に切除線をおくと瘢痕が拘縮して陥凹し目立ちがちである。少なくとも鼻根正中部では縦の切除が望ましい。正中からずれている場合にも横方向の切除がよいとは限らず、縦に切ることもあればW型の切除などを行うこともある。鼻背、鼻尖の正中では縦方向の瘢痕が目立ちにくい。

頬部から上口唇白唇部：内上から外下へ向かう斜め方向の切除が望ましい。ただ、耳前部に近いところでは縦方向に切る。

下口唇白唇部：頬部に近い部位では頬部と同様の斜め方向に切除する。赤唇部直下の凹面の白唇部では必ずしもどの方向の切除が正しいとは言えない。この部位では縦方向の瘢痕は凹面の中で拘縮しやすく、横方向の瘢痕は経験上あまりきれいになりにくい。したがって縦方向に切除してZ形成術を加えたり、W型切除を行ったりすることが多い。

Ⅰ．皮膚の切開（切除）および縫合の基本

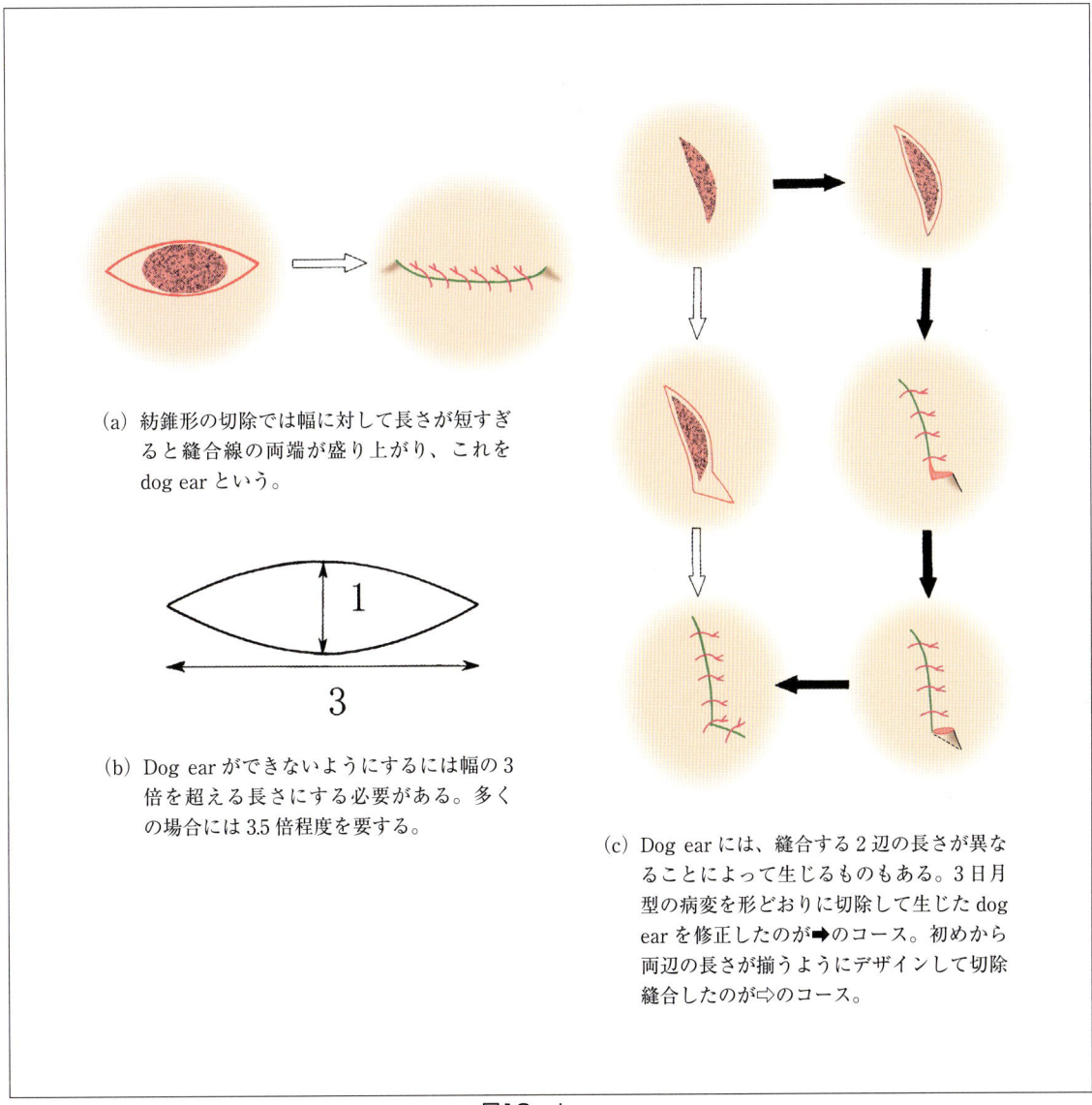

(a) 紡錘形の切除では幅に対して長さが短すぎると縫合線の両端が盛り上がり、これをdog earという。

(b) Dog earができないようにするには幅の3倍を超える長さにする必要がある。多くの場合には3.5倍程度を要する。

(c) Dog earには、縫合する2辺の長さが異なることによって生じるものもある。3日月型の病変を形どおりに切除して生じたdog earを修正したのが➡のコース。初めから両辺の長さが揃うようにデザインして切除縫合したのが⇨のコース。

図13　dog ear

Dog ear の予防

できるだけ短い傷痕にしようとして紡錘形の切除の長さを短くすると、縫合時にその両端に盛り上がりを生じる（**図13-a**）。これをdog earと呼んでいる。皮膚腫瘍の切除でdog earを生じないようにするには幅の3倍を超えるように長さをデザインしなければならない（**図13-b**）。

ただし、これも部位や創の方向などによって影響を受ける。頬骨の突出部に傷の端が来るような場合はもっと長くしないとdog earができてしまうし、皺に沿う方向での切除の方が皺に直交する方向の切除よりもdog earができやすい。

また、dog earには両辺の長さが違うことにより生じるものもあり、このタイプのdog earの修正は辺の長さを合わせることによって行う（**図13-c**）。

エステティックユニットなど

　顔面をその凹凸などを参考としてある程度の大きさの面に分割し、そのそれぞれのパーツをエステティックユニットと称して植皮術における皮片をその区画に一致させることが推奨されている（図14）。この区画は植皮のみならず皮弁においても有用であり、また区画の境界に置く切開線は目立ちにくいので切開のデザインを考慮する場合にも有用である。皺や溝やエステティックユニットなどを利用した手術デザインを例示する（図15～17）。また、長い直線状の縫合線は術後に拘縮して目立ちやすくなりがちである。特に凸面や凹面上の直線の切開線はそれぞれ拘縮して陥凹を生じたり膜を張った状態になりやすいので、直線を短い折れ線に変えるなどのデザイン上の工夫を要する（図18）。

そのほかの注意点

　被髪頭部内の切開線は毛流に平行に置いた方が切りやすいが術後の瘢痕脱毛が目立ちやすくなるので整容的には毛流に垂直な方向に切る方が望ましい。ただし、毛根を傷つけないようにメスを入れる角度に注意しなければならない。

　また皮弁などをデザインする際は局所的な皮膚の余裕などを十分に把握して考慮に入れなければよいデザインにはならない。病変部を直接見ずに、あるいは病変部の写真などを見ただけで触れずにデザインを決めるのは、熟練した皮膚外科医や形成外科医にとっても至難の業である。特に関節の近傍など関節の動きによって皮膚の余裕の生じる方向や部位が異なってくるところでは関節を動かして確認しながら作図しなければ拘縮などを生じる原因ともなる。

　また上体を起こしている時と横臥した時とで外観が変わる部位では上体を起こした状態で作図しておくことが必要である。

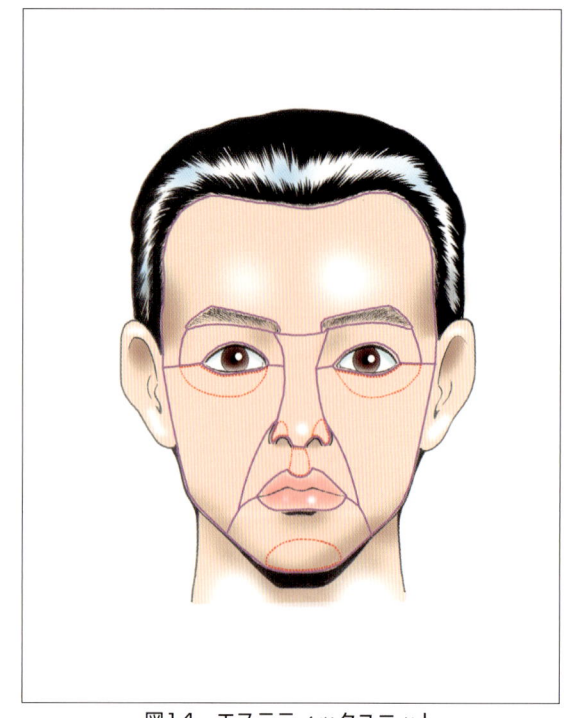

図14　エステティックユニット
エステティックユニット（紫実線）エステティックサブユニット（赤点線）を示す。
（Gonzalez-Ulloa：Br J Plast Surg 9：212-221, 1956より引用改変）

Ⅰ. 皮膚の切開（切除）および縫合の基本

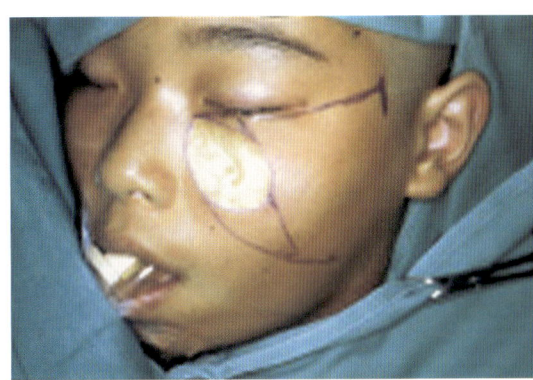
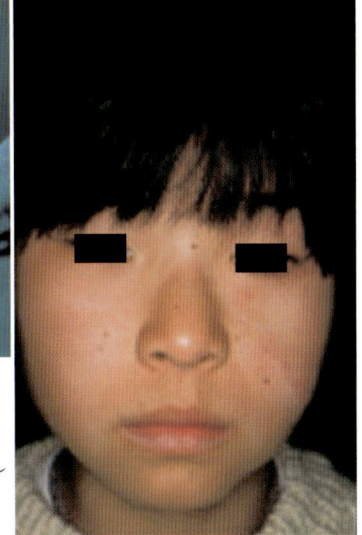

a | b

(a) 鼻唇溝と下眼瞼縁に縫合線が来るようにデザインした。
(b) 術後12カ月。

図15　症例1：頬部横転皮弁の例
皮弁がエステティックユニットの形にほぼ一致しており、瘢痕が目立ちにくい。

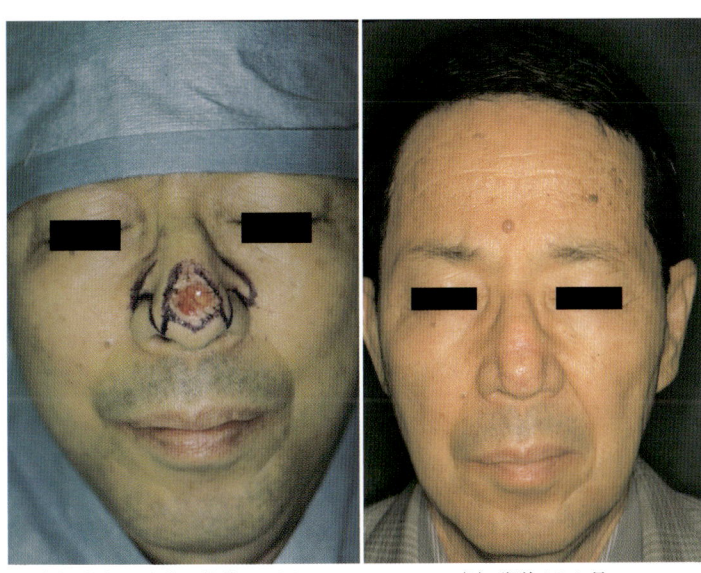

(a) 鼻尖部潰瘍の修復デザイン。　　　(b) 術後12カ月。

図16　症例2：双葉皮弁の例
鼻頬境界部と鼻翼鼻尖境界部からの皮弁（双葉皮弁）を両側から起こして鼻尖の皮膚欠損を覆った例。瘢痕が正中線や鼻翼の溝などに一致すると目立ちにくい。

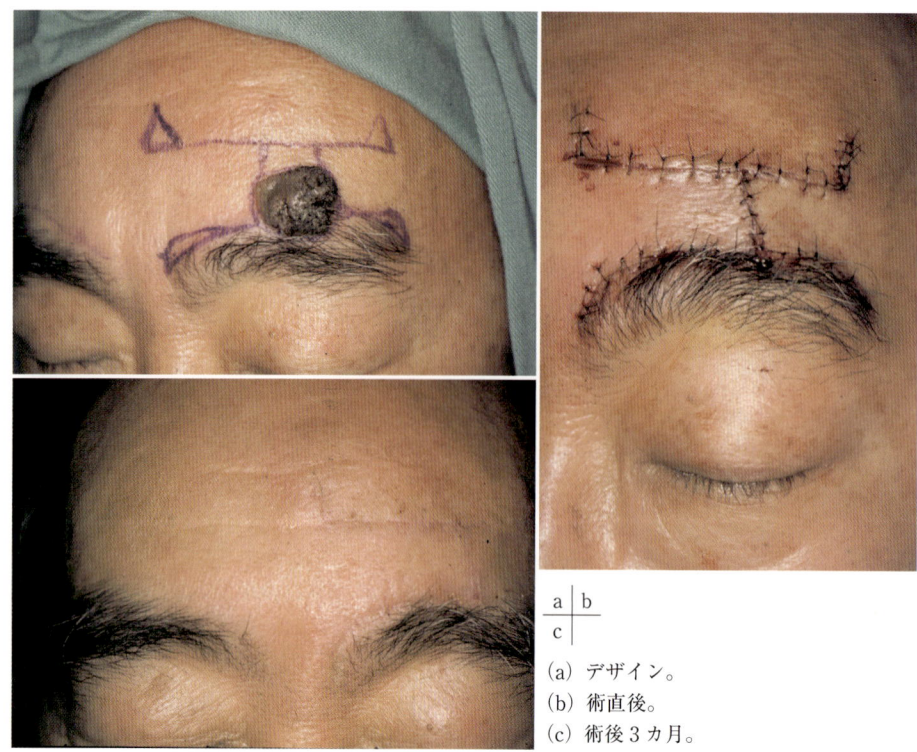

(a) デザイン。
(b) 術直後。
(c) 術後3カ月。

図17 症例3：前進皮弁の例
眉の上縁、額の横皺、額正中の縦皺などに縫合線が来るように工夫した両側からの前進皮弁の例。

Ⅰ. 皮膚の切開（切除）および縫合の基本

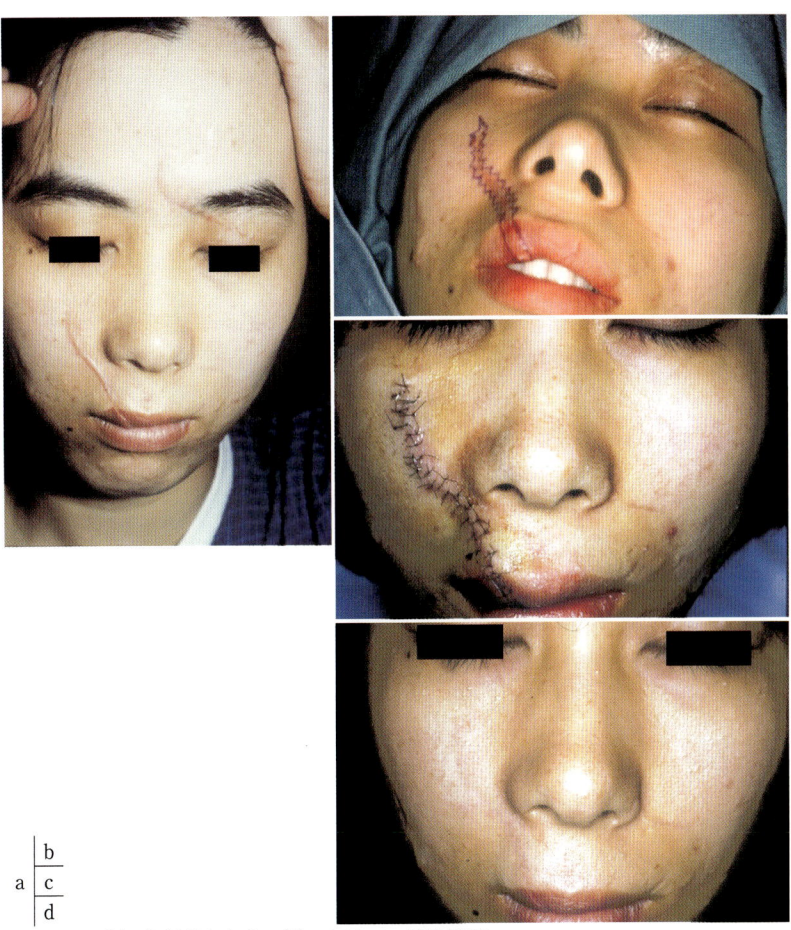

a | b
  | c
  | d

(a) 右頬部から上口唇にかけての線状瘢痕。
(b) デザイン。
(c) 術後5日の抜糸直前。
(d) 術後約12カ月。

図18　症例4：線状瘢痕に対するW形成術の例
皺に直交する長い瘢痕は短い瘢痕に分断して目の錯覚を利用して目立ちにくくする。

3 局所麻酔

スキンサージャリーを行うにあたってもその程度に応じて局所麻酔から全身麻酔までさまざまな麻酔法が選択されるが、ここでは局所麻酔のなかの表面麻酔、浸潤麻酔、指神経ブロックおよび静脈内局所麻酔に絞って解説する。

■ 表面麻酔

市販のリドカインを含む貼付剤を30分間貼付することによってある程度の鎮痛効果を得ることができるが、皮膚は角層がバリヤーとなっているため粘膜や結膜ほど表面麻酔が効くわけではない。浸潤麻酔剤注入のための穿刺やレーザーによる皮面形成術による疼痛を緩和する目的などで用いられる。

■ 浸潤麻酔

一般的にはエピネフリン入り1％リドカインを用いる。40cc程度を極量とする。

広い範囲の麻酔をする場合には生理的食塩水で希釈して用いることもある。バイアルから注射器への抜き取りには18ゲージ程度の太目の注射針を用い、注射器から人体への注入には23～27ゲージ程度の針を用いる。

皮内への注入は注入時の疼痛が強いが少量で効果が出やすい。一方、皮下への注入は注入時の疼痛は少ないが無痛効果を得るのに比較的多めの麻酔薬を要する。知覚神経の走行を考慮して神経の中枢側から注射するようにすれば注入による苦痛は少なくてすむ。

■ 指神経ブロック

PIP関節以遠の手術を行うのに適している。

一般的にはエピネフリンを添加していない1％リドカインを用いる。

しかし（エピネフリンが添加してあるか否かよりも）注入に用いる針にこそ注意を払うべきで、指動脈や指神経の損傷を予防するために26～27ゲージの細い針を用いる。

指の両側にそれぞれ2cc程度を注入するが、注入部位は指の側面ではなく、もっと中枢の指間部に注入する方が疼痛も少なく注入量も多くできる。

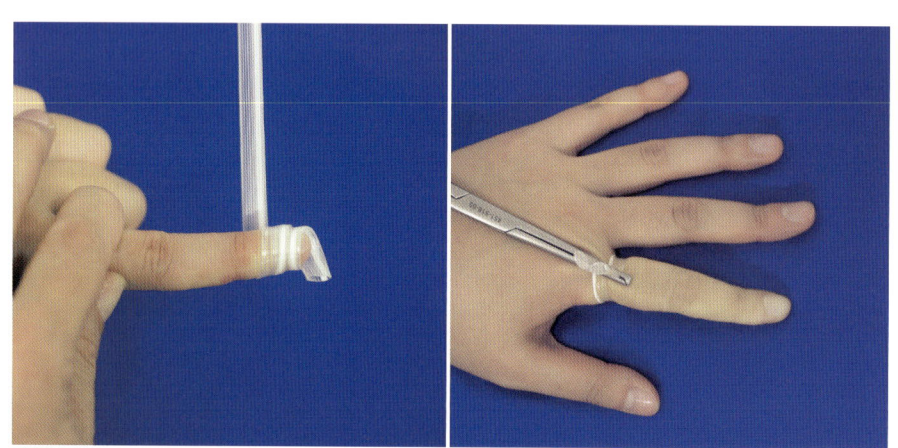

図19 指の駆血・止血
ペンローズドレーンで患指を巻き上げ駆血し（左）、中枢まで巻き上げたあと別のドレーンで環指の根元を巻き止血する。最初に巻き上げたドレーンを外せば無血野での手術を開始できる（右）。

駆血して手術したい場合にはペンローズドレーンを指先から根元まで巻き挙げて駆血し別のペンローズドレーンかネラトンカテーテルなどでさらにその中枢を巻いて鉗子で挟んで止血し、始めに巻いたペンローズドレーンを外す（図 19）。

■静脈内局所麻酔

肘や膝より末梢の手術で 1 時間程度で終える手術には静脈内局所麻酔剤投与による麻酔が便利であり著者の愛用する麻酔法である。

●準備するもの

ダブルターニケット／エスマルヒ駆血帯／

注射器と 23 ゲージ程度の留置針／

エピネフリンを添加していない 1％リドカイン

ダブルターニケットはそれぞれを独立してオンオフできるターニケット（空気止血帯）が 2 つ連なったものでこの麻酔法を行う際には便利なターニケットであるが、代わりに普通のターニケットを 2 本並べて用いることも可能である。また、30〜40 分程度の短時間手術の場合には普通のターニケット 1 本だけを用いて行ってもよい。エスマルヒ駆血帯は数〜10cm 程度の幅の丈夫なゴムの帯であり、これで四肢の末梢から巻き上げていくと四肢の脈管内にある血液が中枢に圧出されるのは前項で述べたペンローズドレーンによる指の駆血の場合と同様である。

●操作手順：（上肢の場合）

①まず患側上腕にダブルターニケットを巻く。ターニケットと上腕の間には綿花包帯などの軟らかいものを挟んでおく方が無難である。ターニケットより末梢の上肢全長全周を消毒し覆布をかけて術野とする。以下、術者は手洗いし術衣などを着て清潔下で操作する。

②最初に留置針で局所麻酔薬注入のための静脈路を確保する。指など末梢部位の手術の場合には末梢に近い手背あたりで静脈路を確保するのが望ましい。静脈路を確保したら留置針にはキャップをして封鎖しておく。

③この状態で手から肘上までをエスマルヒで巻き上げて駆血した後、ダブルターニケットの中枢側を 250〜300mmHg の圧で止血する。

④エスマルヒを外して駆血状態となった上肢に確保しておいた静脈路からリドカイン 20cc を注入し留置針を抜去する。指先などの末梢によく効かせたい場合には、リドカインを 30〜40cc 程度に増量するか、リドカインを注入する際に注入部位のすぐ中枢をしばらく握ってリドカインが注入部位よりも末梢に充満するように心がける。これによりほぼ数分で駆血部位全体の麻酔が得られる。

●上腕止血帯部の疼痛

この麻酔法では麻酔後 30 分ほど経過すると上腕のターニケット止血部位に疼痛を訴える場合が多い。その時はダブルターニケットの末梢側ターニケットを 250〜300mmHg の圧でオンにした後に中枢側のターニケットをオフにし止血部位を末梢側ターニケットに切り替える。末梢側ターニケットの締まる部位は麻酔が効いているので疼痛の訴えはなくなる。

●麻酔の解除

この麻酔法では止血を解除して血流を再開させれば急速に麻酔は切れる。しかし、リドカイン注入後あまり早期に解除するのは局所麻酔剤中毒の恐れがあり望ましくないとされている。注入後 20 分程度は解除せず、また解除する時は麻酔薬が徐々に全身の循環系に入るように留意するのが望ましい。

●下肢の場合

止血圧を 300〜350mmHg 程度とし、リドカインの注入量も 40〜50cc 程度にする。

4 切開（切除）・皮下剥離の手技

【メスの持ち方】

スキンサージャリーのように比較的繊細な手術をする場合、メスは鉛筆やペンなどを持つ形（ペンホルダー式）で把持する（図20）。小さな切開や複雑なデザインの皮切の場合、手を宙に浮かさず小指環指を皮膚につけるようにすると、震えやぶれが起りにくい。

【切開】

メスを持たない手や助手の手を用い、切開をしようとする部位に適度の緊張を加える。切開は原則として皮膚面に垂直になるように行うが真皮縫合を前提として意識的に斜めに切開することもある。また、毛根などを傷つけないように斜めに切らなければならないこともある。真皮全層までの切開は一気に行ってもよいが2～3度に分けて行ってもよい。

【皮下の剥離】

真皮全層の切開が終わると皮下の操作に移る。皮下の剥離をどの層で行うか、またどの範囲まで行うかは場合により異なる。

皮下剥離を行う層としては真皮下血管網の下層や浅筋膜下または深筋膜下（固有筋膜上）で行うことが多い。一般的に言えば大きな皮膚を切除するなどして縫合に緊張がかかるものほど広い範囲を剥離しなければならないし、広い範囲を剥離しなければならないものほどより深層で剥離した方が無難と言える。また顔面では比較的浅い層で剥離することが多いが躯幹や下肢では深めの層で皮下剥離を行う方が安全である。

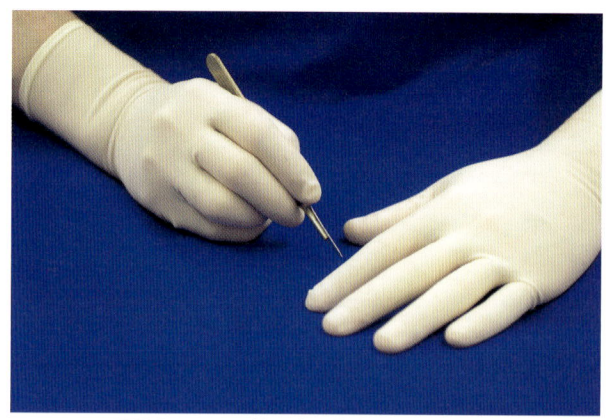

図20　メスの持ち方と他方の手の置き方

皮下の剥離にはメスのほか形成剪刀曲型や電気メスなどを用いる。

止血については0.5mm以下程度の口径の血管は電気メスやバイポーラで焼灼し、それ以上のものは5-0程度の絹糸などを用いて結紮する。

5 電気メス・バイポーラの使い方

　電気メスは切開と止血凝固に、バイポーラは止血凝固に用いることが多い。

　いずれもジュール熱の発生による作用である。熱作用によるこれらの操作は正しく用いれば atraumatic であるが，使い方が悪ければかなり traumatic な操作になるので注意すべきである。

　特に電気メスによる皮下組織の切開の際には切開すべき正しい layer の選択と切開部への tension のかけ方がきわめて重要である。Tension を十分かけながら正しい layer で切開すれば、瞬間的に切開が進むので周囲の組織に大した熱損傷を生じることなく atraumatic でかつ効率的な切開を行うことができる。広い面積を剥離するような場合にはきわめて有用である。

　また電気メス、バイポーラいずれにおいても止血凝固の際には出血点をできるだけ小さく掴んで凝固するようにし、余分な壊死組織を作らないようにする。

Ⅰ. 皮膚の切開（切除）および縫合の基本

6 結紮の手技

　結紮は持針器、鉗子、鑷子などを用いて結ぶ器械結びと道具を持たずに手で結ぶ手結びとに分けられる。

■ 器械結び

　外表の縫合や真皮縫合（後述）などで行われることが多い（図21）。

■ 手結び

　Tensionのかかる縫合や止血、植皮の際のタイオーバー固定糸の結紮などで用い、多くの方法がある。狭い空間であまり手を大きく動かさずに結ぶのに適した方法・迅速に結ぶのに適した方法・結紮中に組織にtensionがかからないように結紮するのに適した方法、というような特徴がそれぞれの結紮法にはある。それらの特徴を考慮したうえで2種類程度の結び方を習得しておくのがよい。

　ここでは著者が用いている結紮法のうち、結紮組織にtensionをかけたくない場合やしっかりと結紮したい場合に用いている方法（図22）と迅速に結紮したい場合（多数のタイオーバー糸の結紮など）に用いている方法（図23）の2種類を例示しておく。いずれも2回結びを示しているが、糸の滑りやすさ、太さなどを考慮して3回結び、4回結びなどを適宜行う。著者は多くの場合、ナイロン糸やPDSでは3回結び、絹糸では2回結びを行っている。

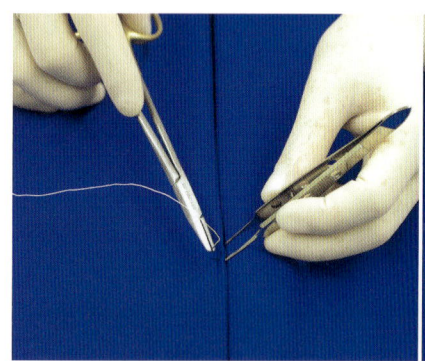 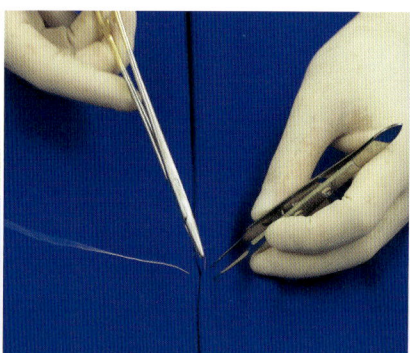 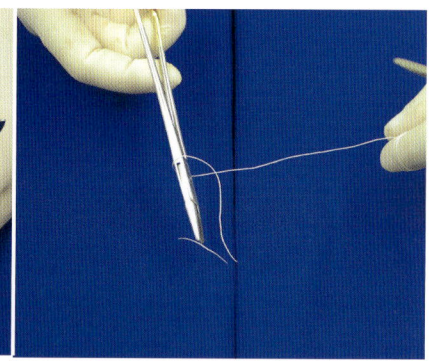

①1側から針を挿入する。　②他側から針を抜去する。　③左手で保持した針を持針器に巻きつけ他端を掴む。

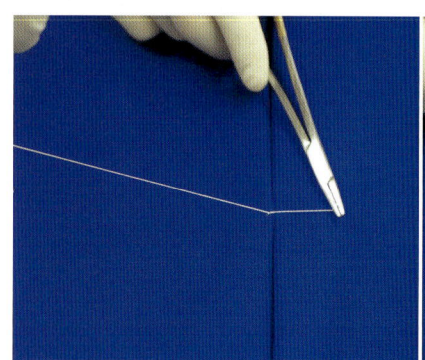 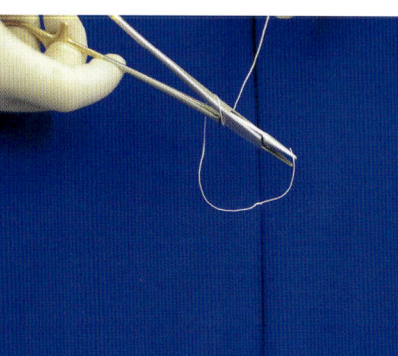 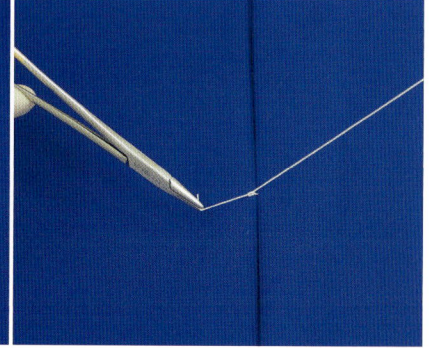

④手を交叉させて糸を引っぱり結ぶ。　⑤1回目と逆回転に糸を持針器に巻きつけて他端を掴む。　⑥手を放さずに糸を引っぱり2回目を結ぶ。

図21　器械結びによる結紮法
2枚の布を器械結びにより縫合するところを術者の正面の視点から見る。

Ⅰ. 皮膚の切開（切除）および縫合の基本

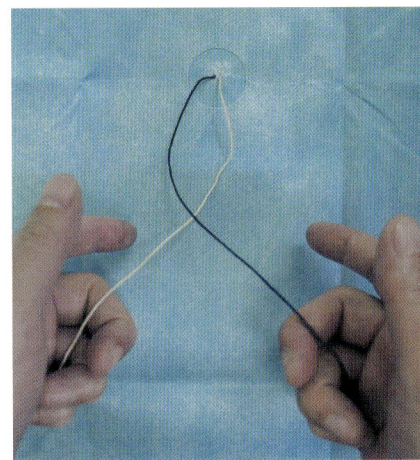
①糸を交叉させ、その両端をそれぞれの小・環指と小指球の間で把持する。

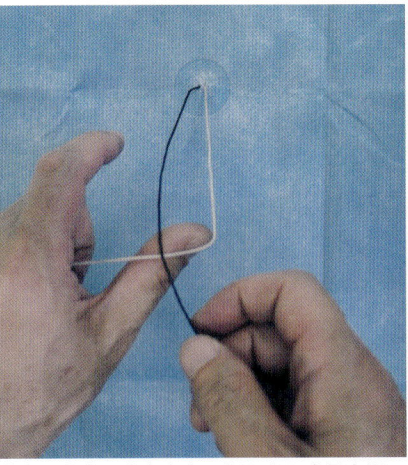
②左母指尖で白糸を右に押し出し白黒糸間に隙（糸間隙）を作る。

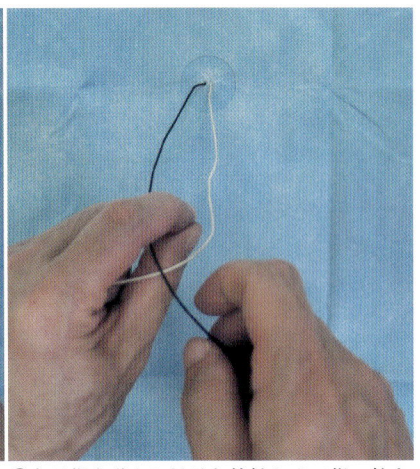
③左示指を動かし母子と接触させて指の輪を作る。この指の輪は糸間隙を通っている。

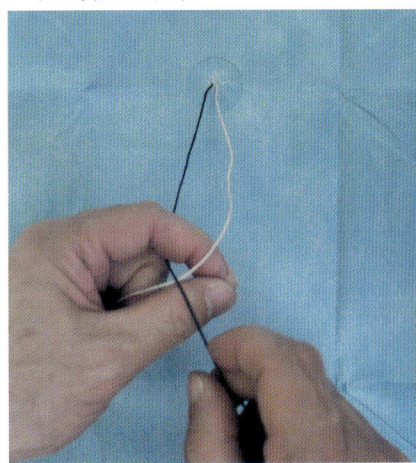
④左手母指・示指接触部が糸間隙の右側に来るように指の輪を動かす。

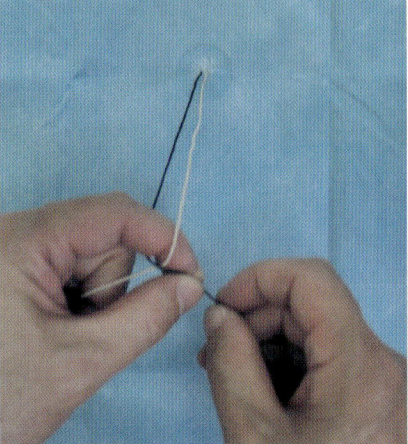
⑤左手母指・示指接触部に右手で黒糸を割り込ませる。

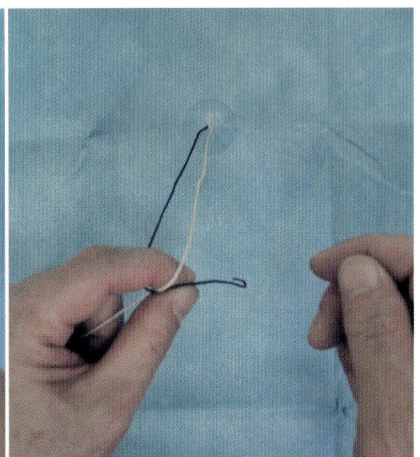
⑥右手は黒糸を離す。

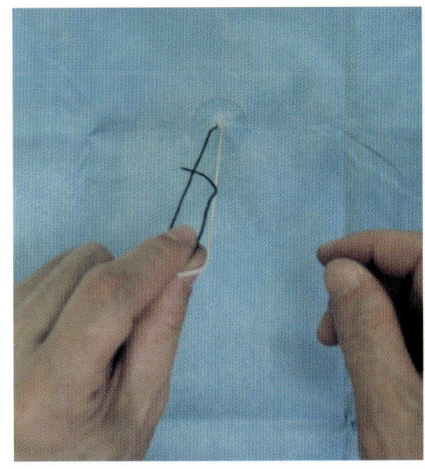
⑦指の輪を逆回転させ、受けた黒糸を糸間隙の左側に移動させる。

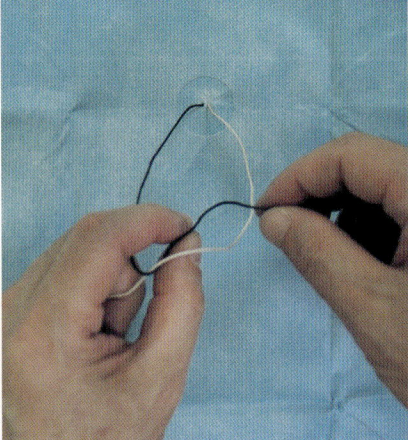
⑧糸間隙左側から出た黒糸を右手で掴む。

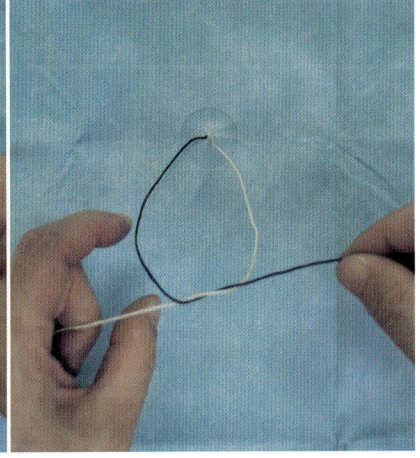
⑨左手は黒糸を離し、両手で糸を引く。

図22　手結びによる結紮法（その1：しっかりと結紮したいとき）
術者側から見たところ。糸の色を左右で変えてわかりやすくしている。なお、普通に動作すると手によって糸が隠れる場合があるので写真撮影の都合上、手の位置が実際の動きとは異なっている写真もある。

Ⅰ.皮膚の切開（切除）および縫合の基本

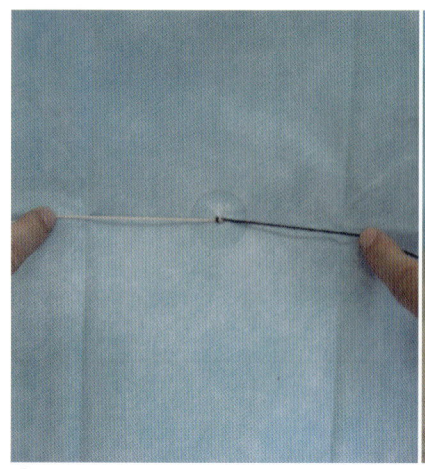
⑩両側の示指尖をそれぞれの糸に添えながら締める。

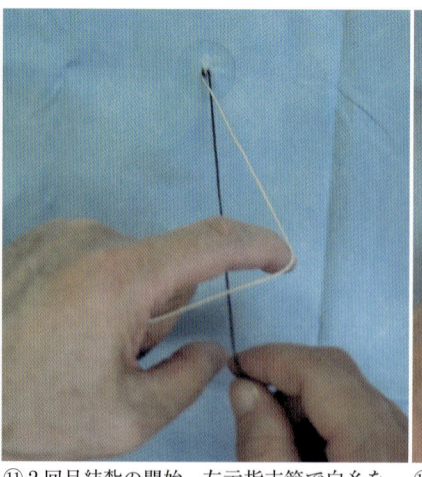
⑪2回目結紮の開始。左示指末節で白糸を右に押出し白黒糸間に隙（糸間隙）を作る。

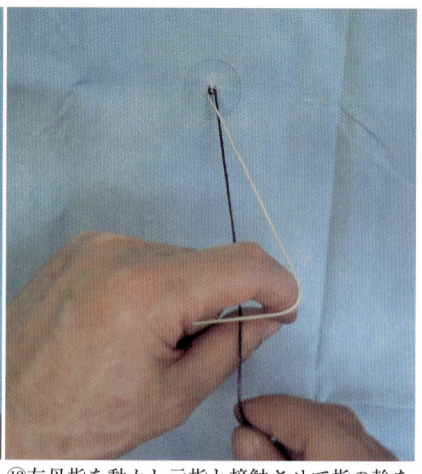
⑫左母指を動かし示指と接触させて指の輪を作る。この指の輪は糸間隙を通っている。

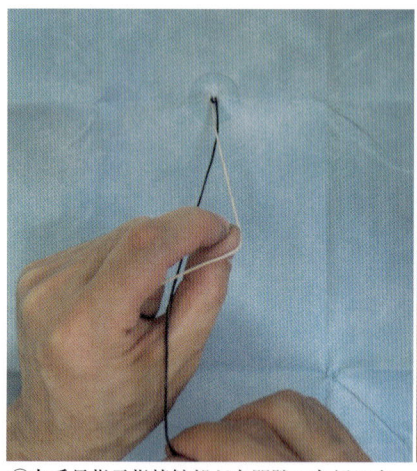
⑬左手母指示指接触部が糸間隙の左側に来るように指の輪を動かす。

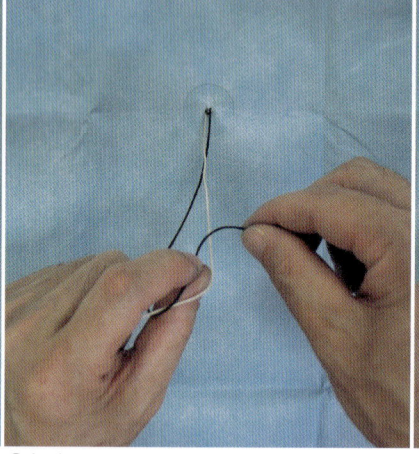
⑭左手母子示指接触部に右手で黒糸を割り込ませる。

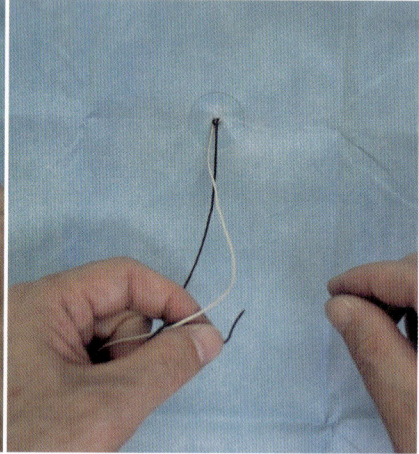
⑮右手は黒糸を離し、左手は指の輪を回転させて黒糸を糸間隙の右側に移動させる。

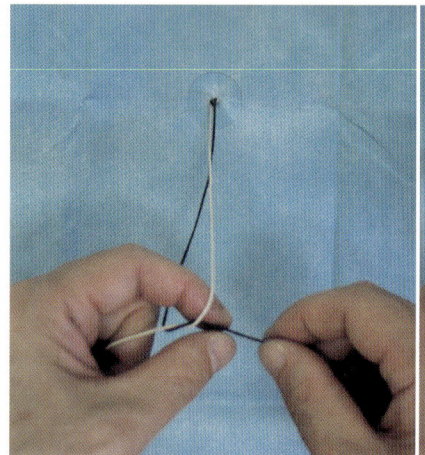
⑯糸間隙右側から出た黒糸を右手で掴む。

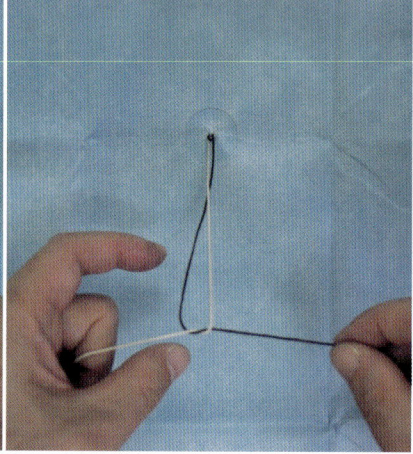
⑰左手は黒糸を離す。

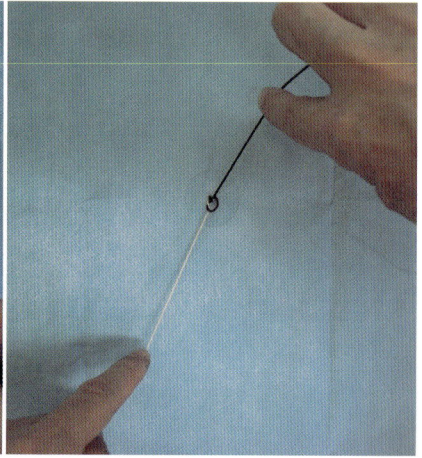
⑱両手で糸を引くが、引く向きは両手が交叉する方向が望ましい。

図22（つづき）

Ⅰ. 皮膚の切開（切除）および縫合の基本

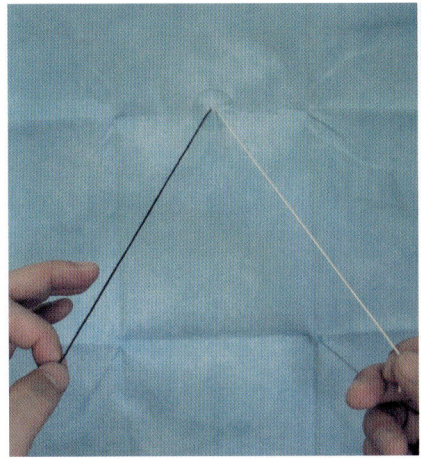
①糸の両端をそれぞれの手の母指・示指間で把持する。

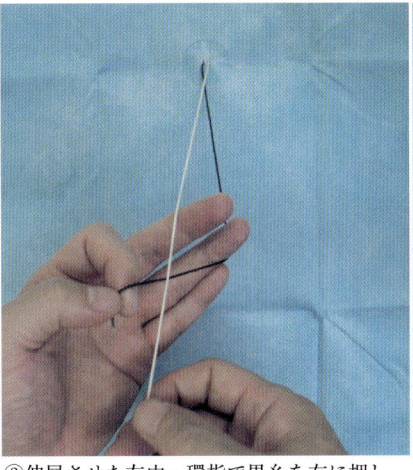
②伸展させた左中・環指で黒糸を右に押し出し白黒糸間に隙を作る（糸間隙）。

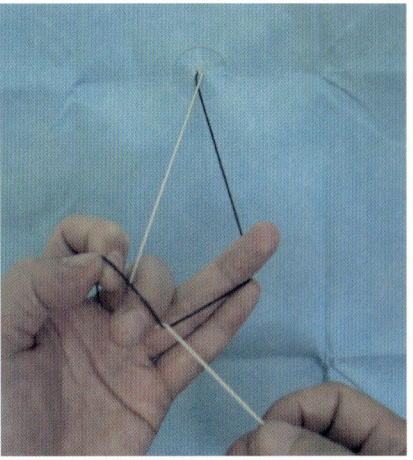
③糸間隙の中にある左中指を屈曲させ、白糸を乗り越え、さらに左手で持っている黒糸の下にもぐり込ませる。

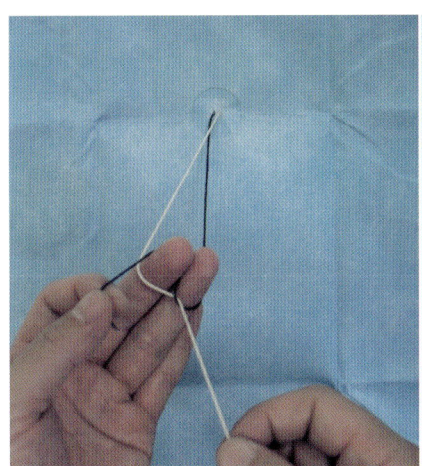
④左中指を伸展させ、中・環指間で黒糸を挟む。

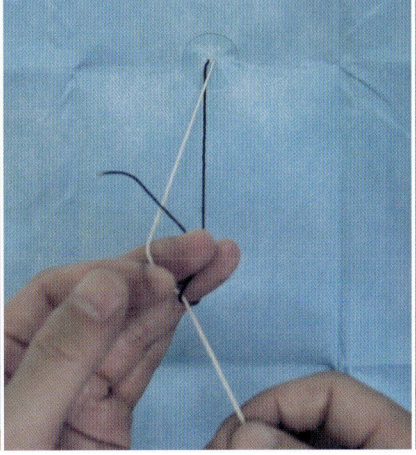
⑤左母指・示指間での黒糸の把持をはずす。

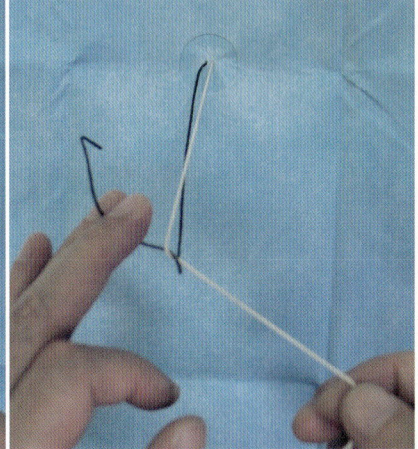
⑥左中・環指間で挟んだ黒糸を糸間隙の左側から抜く。

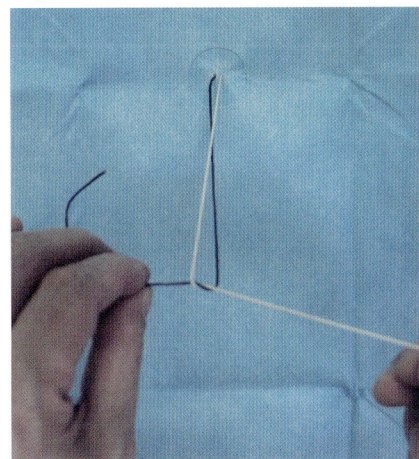
⑦左母指を黒糸の把持に加えながら糸を引く。

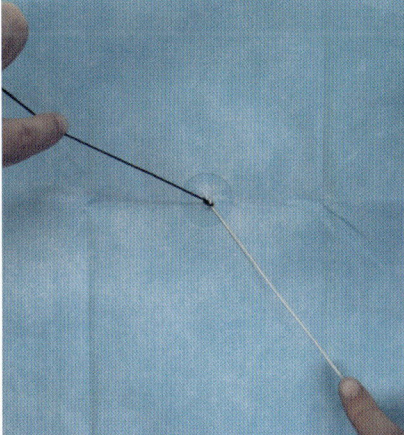
⑧1回目結紮の終了。

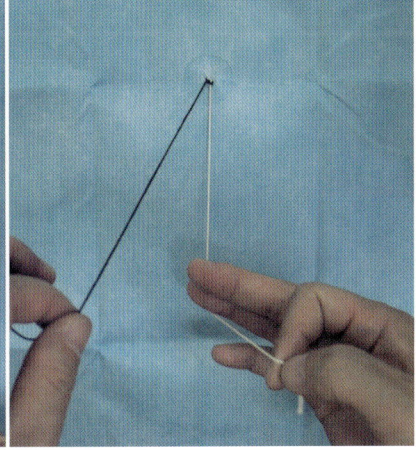
⑨2回目結紮の開始。伸展させた右中・環指で白糸を左に押し出す。

図23　手結びによる結紮法（その2：迅速に結紮したいとき）

Ⅰ. 皮膚の切開（切除）および縫合の基本

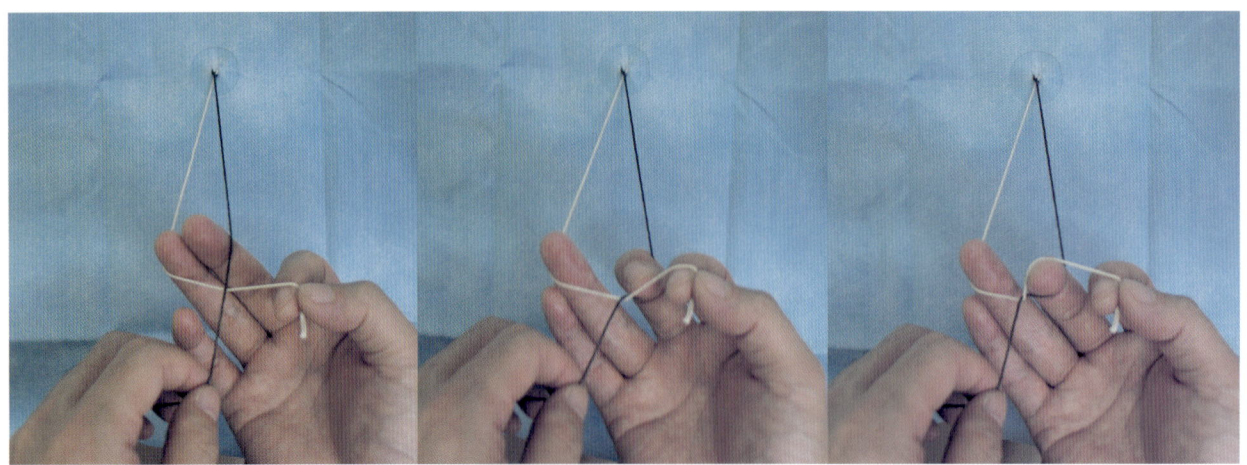

⑩左中・環指が糸間隙の中に入るように黒糸を右に移動する。

⑪右中指を屈曲させ、黒糸を乗り越え、さらに右手で持っている白糸の下にもぐり込ませる。

⑫右中指を伸展させ白糸を引っかける。

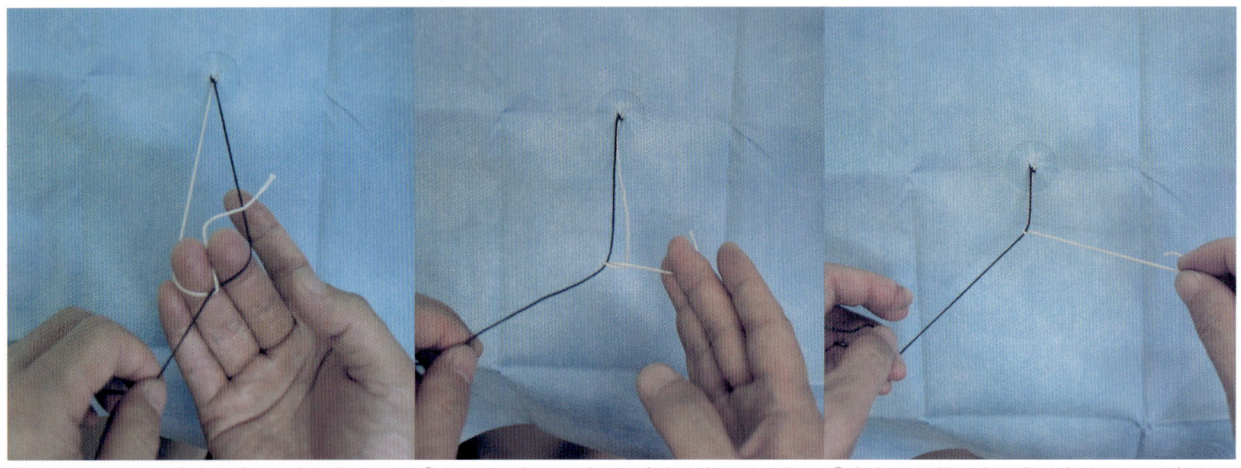

⑬右中・環指間で白糸を挟み、右母指・示指間での白糸の把持をはずす。

⑭右中・環指間で挟んだ白糸を糸間隙の右側から抜く。

⑮白糸の把持に右母指を加えながら糸を引く。

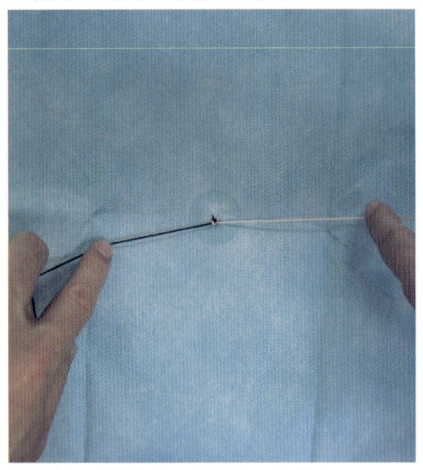

⑯両側の示指を糸に添えながら締める。

図23　（つづき）

7 ドレナージ

　ドレナージは体内に血液や組織液、膿汁などの液体が貯留しないように体外に排出させる方法であり、これに用いる流出管をドレーンという。ドレナージには2つの方法がある。内部からの圧力で自然の流出を待つ方法と、陰圧をかけて創内部から能動的に貯留液を吸引する方法の2種である。

■ 内部からの圧力で自然の流出を待つ方法

　このタイプでおもに用いるのは管状のペンローズドレーン（図19）であるが、小さな創や顔面の創などではペンローズドレーンを細く裂いて用いることが多い。ペンローズドレーンは創と癒着しないのでドレーン周囲をあまり密に縫合しなければ管状でなくても十分に排液が生じる。通常ペンロースドレーンは本来の縫合創の隙間から創外に出しておくが、術後自然に創内にもぐりこむことのないように皮膚縫合の糸で留めておくなどした方が無難である（図24）。

■ 陰圧をかけて創内部から能動的に貯留液を吸引する方法

　おもに用いるのはポータブルタイプの持続吸引装置であり、かなり大きな創や死腔を生じやすい創などで用いる。管は本来の縫合創とは別のところから出すのが一般的である（図25）。

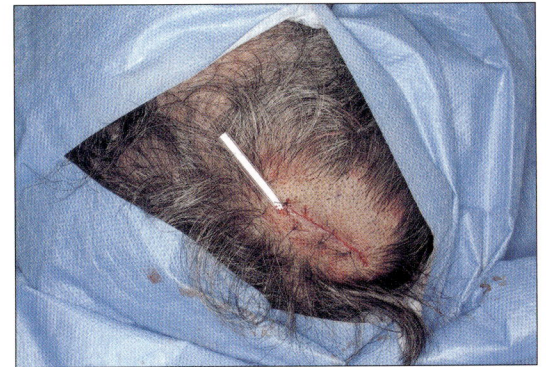

図24　ペンローズドレーンによるドレナージ
頭部の皮下腫瘍採取部。ドレーンは太い管のままではなく細い帯状にして創部の端から出している。創の端の部分を縫合した糸でさらにドレーンを刺入し結紮している。

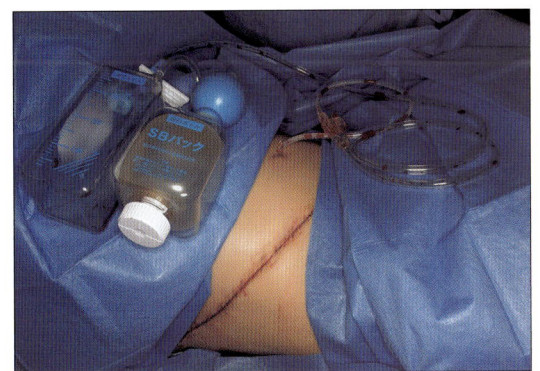

図25　持続吸引によるドレナージ
側背部の広背筋皮弁採取部。ポータブルタイプの持続吸引装置の管は縫合創とは別のところから体外に出すのが普通である。なお、管の刺入部を皮膚との間で糸で固定する際、皮膚を締めつけない。

I-2. 真皮縫合法

縫合糸瘢痕の発生や瘢痕の幅の拡大・肥厚を予防するためには、真皮縫合が最も重要な手技である。

【縫合糸】

真皮縫合の目的は、皮膚縫合以前に創縁がすでに接している状態にするというだけではなく、創傷治癒過程がほぼ完了する術後数カ月～6カ月程度の間、真皮を密着させておくことにもある。したがって真皮縫合には短期間で吸収されて抗張力を失う縫合糸を用いてはならない。

著者は非吸収性の針付き透明ナイロン糸または吸収性の透明 PDS Ⅱ を用いている。

【鑷子とスキンフック】

Atraumatic な操作の基本として、真皮縫合で鑷子を用いる場合は鑷子で皮膚を掴むことは極力避ける。

鑷子を使って atraumatic に皮膚を操作することに不慣れな人はスキンフックを用いる方がよい。鑷子を用いる場合もスキンフックを用いる場合も、それを持つ手の環指の指先を皮膚表面側から押し当てて皮膚の保持に役立てる。それと同時に真皮内を通る縫合針をこの指先で感じとることが大事である（図1）。

【縫合と結紮】

真皮縫合では結び目が深い位置にくるように縫合する。結紮は器械結びで3回行い、また糸の端は長く残さないように結び目近くで切断する。結び目を皮膚側にしたり、糸の端を長く残せば術後に真皮縫合糸が皮膚表面から触知されたり露出したりしてくる可能性がある。

また真皮縫合の際には、できる限り皮下脂肪を挟み込まないようにして縫合し真皮同士を密着させることが長期的な瘢痕開大阻止効果を発揮させるためには重要である。脂肪が間に入って真皮が接着しないと縫合糸によって引き締めが維持されるだけとなり、創傷治癒した真皮による瘢痕開大阻止効果を期待できない。

【縫合創の盛り上げについて】

ある創を縫合する場合にどの程度に縫合創を盛り上げるべきかは、創の部位と方向・縫合時の緊張などの要素によって異なる。

まず部位に関して言えば、あまり創を盛り上げてはいけないのが顔面であり、特に額ではわずかに盛り上げることも許されない。額の創を盛り上げて縫えばずっと盛り上がりは引かず難渋することになる。それに対して四肢や躯幹では高く盛り上がるように縫合すべきである（図2）。

つぎに創の方向に関して言えば、一般には自然皺襞に大きい角度で交わる創は高く盛り上げるようにすべきである。また、創縁を寄せるのに大きな緊張がかかる場合にはより高く盛り上げなければならない。たとえば皮膚切開創よりも皮膚切除創の方がより高く創縁を持ち上げておく必要があるし、切除の量（幅）が大きければ大きいほど持ち上げる高さを大きくすべきである。

I．皮膚の切開（切除）および縫合の基本

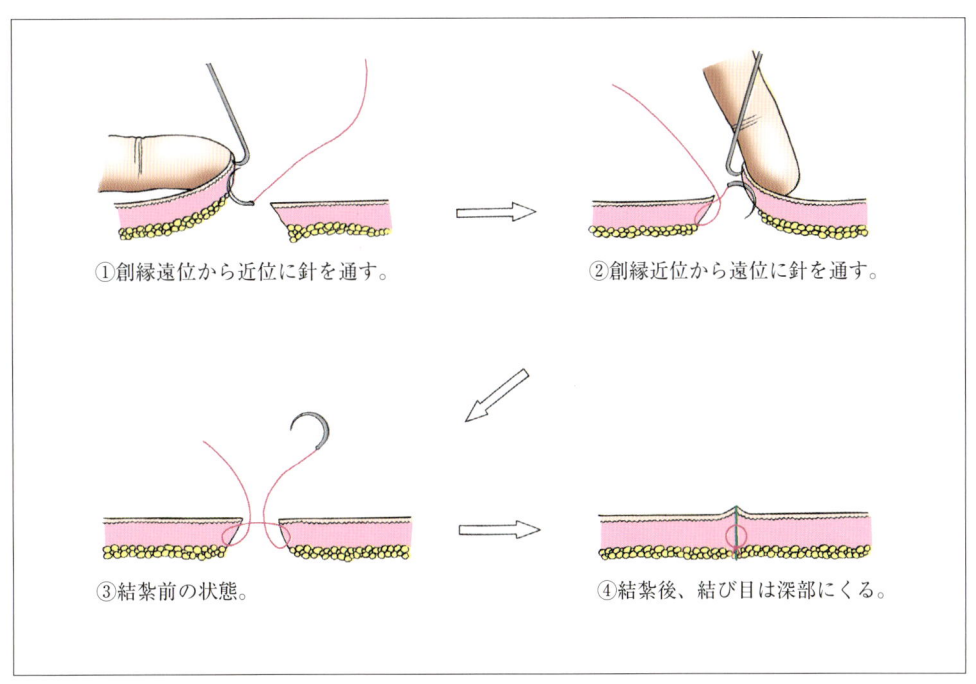

図1　スキンフックを用いた真皮縫合法

①創縁遠位から近位に針を通す。
②創縁近位から遠位に針を通す。
③結紮前の状態。
④結紮後、結び目は深部にくる。

　縫合針をもつ持針器は図から省略してある。スキンフックを持つ手の環指の先で縫合針が真皮の望ましい深さを通っていることを確認しながら操作する。糸の結び目は深部にくるようにする。

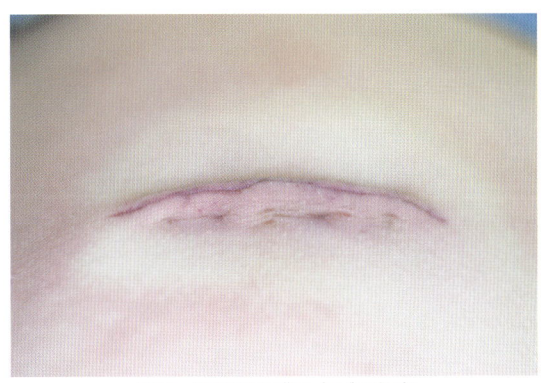

図2　躯幹での盛り上げの程度

　側胸部のリンパ管腫摘出術後の真皮縫合終了時（1歳男児）。皮膚切除はされていない。創の中央部を最も高く盛り上げ（5mm程度）、辺縁はあまり盛り上げない。薄い皮膚では真皮縫合によるディンプルが目立つが、問題となることはほとんどない。

Ⅰ.皮膚の切開(切除)および縫合の基本

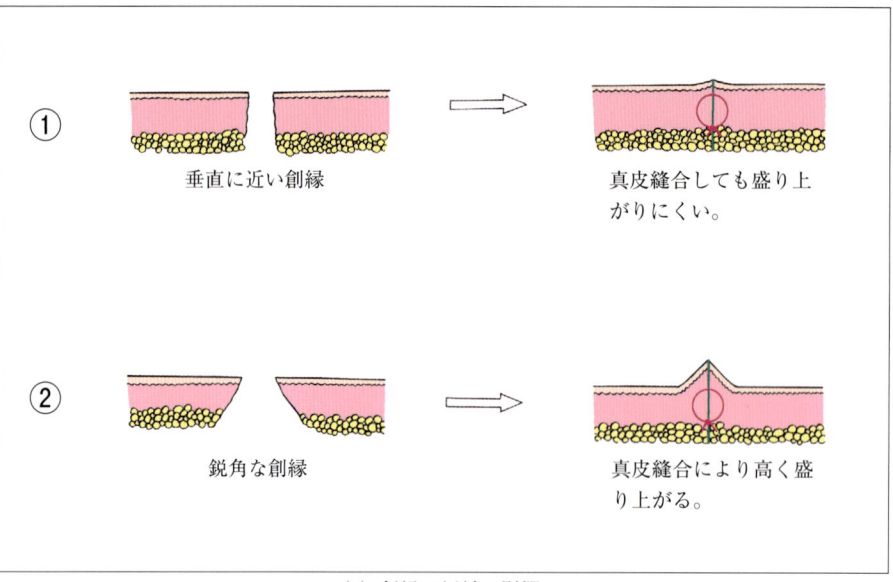

(a) 創縁の傾斜の影響

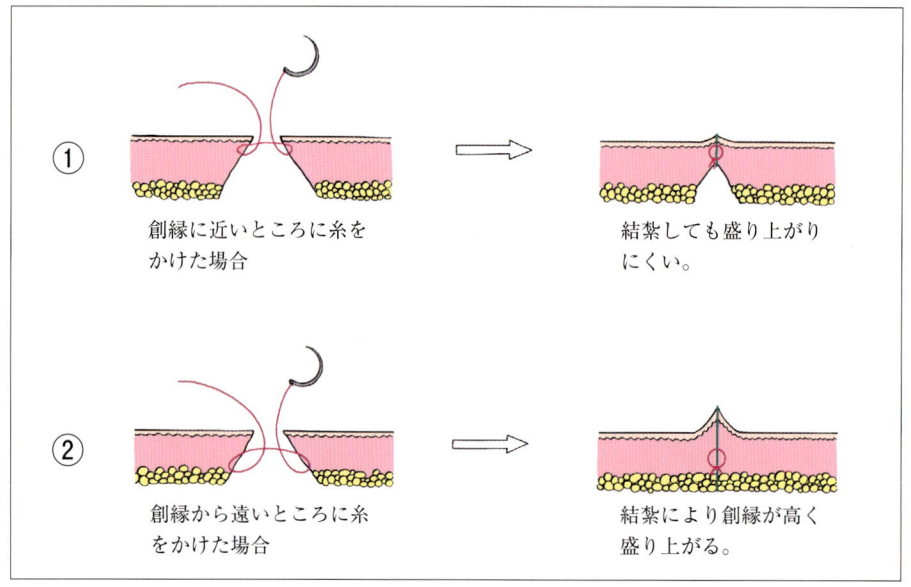

① 垂直に近い創縁 → 真皮縫合しても盛り上がりにくい。

② 鋭角な創縁 → 真皮縫合により高く盛り上がる。

(b) 真皮縫合をかける位置の影響

① 創縁に近いところに糸をかけた場合 → 結紮しても盛り上がりにくい。

② 創縁から遠いところに糸をかけた場合 → 結紮により創縁が高く盛り上がる。

図3　真皮縫合の盛り上がりかた

創縁の傾斜(a)と真皮縫合をかける位置(b)によって盛り上がり方が異なってくる。

【縫合創の盛り上げの方法】

真皮縫合によって縫合創が盛り上がる程度は、おもに創縁の傾斜と真皮縫合の縫合糸がかかる位置に左右される（**図3**）。より高く創縁を持ち上げるためには創縁をより鋭角にし、またできるだけ創縁から遠いところに真皮縫合をかける必要がある。創縁の傾斜の角度は最初に皮膚にメスを入れる段階から考慮している場合が多いが、縫合前に細部剪刀を用いて真皮を削り取ることで角度をつける場合もある。なお躯幹などでかなり高く盛り上げる際には真皮縫合を2～3層に行う（**図4**）。その場合はまず3-0程度の糸を用いて創縁から遠いところにかけて大きく寄せ、さらに浅い層で4-0～6-0程度の糸を用いて創縁を盛り上げながら精密に合わせていく。

【真皮縫合をどの程度密に行うべきか】

難しい問題である。真にatraumaticな操作ができる術者であれば微小鑷子を閉じた先端が真皮縫合の隙間からやっと入る程度の緻密さが適当なところであろう。しかし、稚拙な術者が密に真皮縫合を行えばその操作中に創縁周囲に挫滅などの傷害を多く与えることになり、かえって瘢痕が目立つようになる場合もありうる。初心者の真皮縫合は、やや控えめにとどめておくのが無難であろう。

【真皮縫合を行わない部位】

手掌、足蹠、包皮、眼瞼、鼻尖、被髪頭部など、身体の中には真皮縫合を行わない部位もある。これらの部位では真皮が薄いことや、皮脂腺や毛根が存在することなどが真皮縫合を行わない理由である。

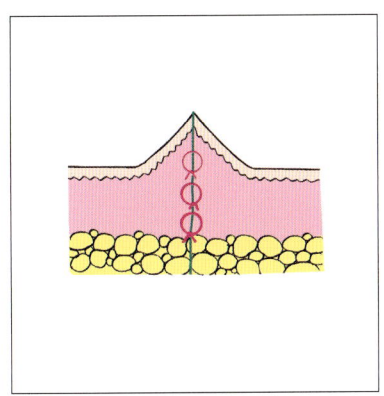

図4　真皮多層縫合
躯幹などでかなり高く盛り上げるときには真皮を2～3層に縫合する。深い層では太目の糸、浅い層では細めの糸を用いる。

Ⅰ-3. 皮膚縫合法（外表の縫合）

皮膚縫合にはいくつかの方法がある。

■ 単一結節縫合（図1）

最も基本的な縫合法である。糸を切る場合、結び目から残す糸の長さは抜糸の際に鑷子で掴みやすい程度に長く、かつ縫合を続けるのに邪魔にならない程度に短くする。通常は結び目から5mm程度の位置で切る。

■ 垂直マットレス縫合法（図2）

単一結節縫合以外にたまに用いる縫合法で、真皮縫合をあまりしていないような創で用いることが多い。

■ 3点縫合法（図3）

皮弁の先端などでときに用いる。

■ 連続縫合法（図4）

縫合時間の短縮を主眼としてときに用いる。連続縫合法の最初は単一結節縫合と同様に結紮する。一方、連続縫合を行った後の最後は寸前の糸にたるみを作っておいてそのたるんだ糸との間で結紮するのが普通である（図4-a）。

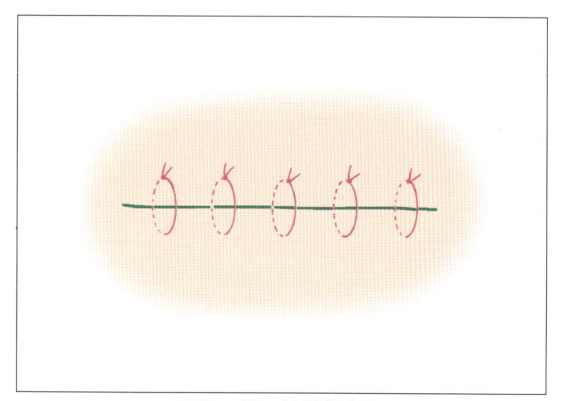

図1　単一結節縫合法
最も普通に用いられる皮膚縫合法である。

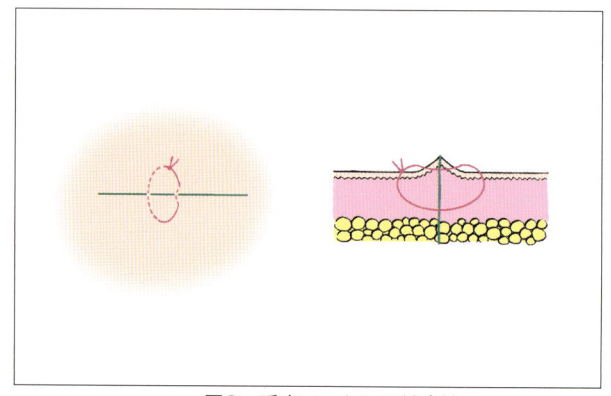

図2　垂直マットレス縫合法
真皮縫合をまったくしていないところや不十分なところで用いることが多い。

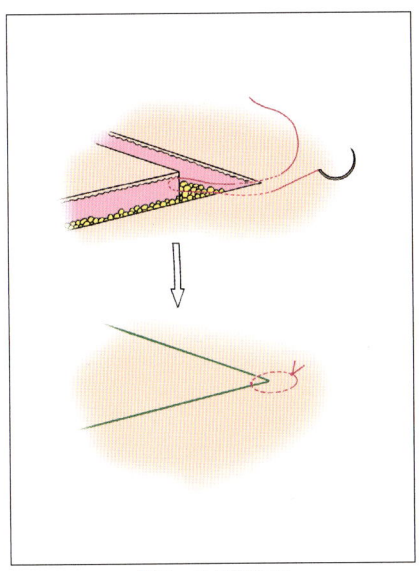

図3　3点縫合法
皮弁の先端を合わせるような場合に用いる。

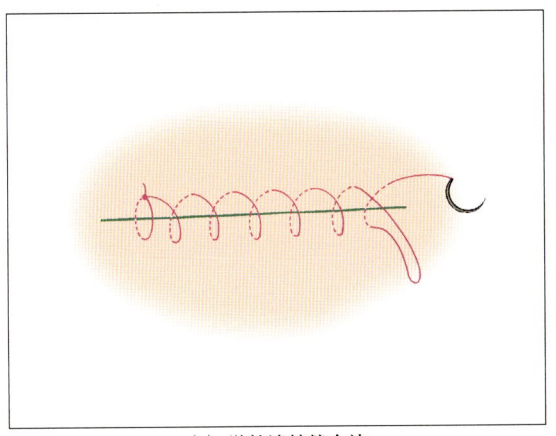

（a）単純連続縫合法

連続縫合の最後には図のように寸前の糸をループ状に緩ませておき、この緩ませた糸と針側の糸とで結紮する。

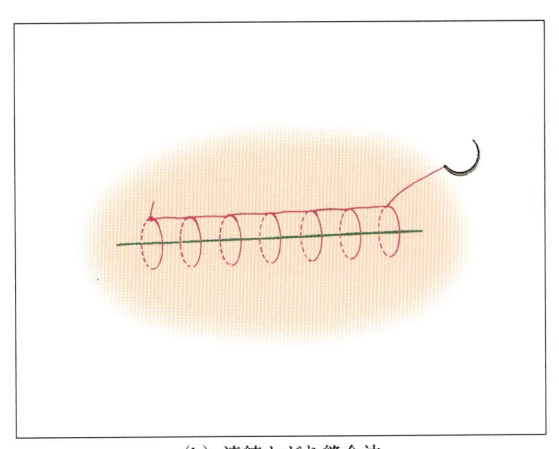

（b）連続かがり縫合法

図4　連続縫合法

【スキンサージャリーでの皮膚縫合のコツ】

　真皮縫合を行わない一般外科などでの外表の縫合では縫合針を皮膚へ刺入する時には針先を直角以上の角度で皮膚面に入れ深部の組織を大きく掴むように指導されるが、真皮縫合により皮下から真皮にかけての良好なアダプテーションが得られている場合、その必要はない。スキンサージャリーでの皮膚縫合は真皮縫合で得られたアダプテーションのわずかなずれを修正する目的で用いるのであり、組織を掴んで死腔をなくすための縫合ではないし離れている皮膚を寄せてくる縫合でもない。一般に真皮縫合後の創縁のずれはわずかな高低の差や縁の捲くれ込みであり、スキンサージャリーにおける皮膚縫合のおもな目的はこれらを修正することにあると言ってよい（図5）。したがって皮膚縫合では皮膚を締めず、むしろ術中はもちろん術後に組織の腫脹が生じた時にも糸が皮膚に喰い込むことがない程度に結紮しておくのがよい。ただ結紮（結び目）自体を緩んだ状態にしておく必要はない。

【ステープル、サージカルテープなどの利用】

　糸による皮膚縫合に替わるものとしてステープルを用いる場合もある。かなり長い縫合創でこれを用いれば時間の節約にはなるが、糸による縫合に比べて創縁のアダプテーションを良好にするのは難しい。したがって整容的な要素の大きい手術では用いないのが普通であるが、剃毛していない被髪頭部の創を縫合するには便利である。

　なお真皮縫合によって十分なアダプテーションが得られており、また術後の抜糸に困難が予想される症例などでは皮膚縫合を省略し、代用としてステリストリップテープなどのサージカルテープを貼付したりダーマボンドなどを塗布してもよい。ダーマボンドは肛門周囲などの外陰部の創に用いると密閉効果もあって術後の創管理に都合がよい。

(a) 創縁のずれ
(b) 創縁の捲くれ込み
(c) 糸が通るだけで修正される。
(d) 結紮は糸が抜けないようにするため。

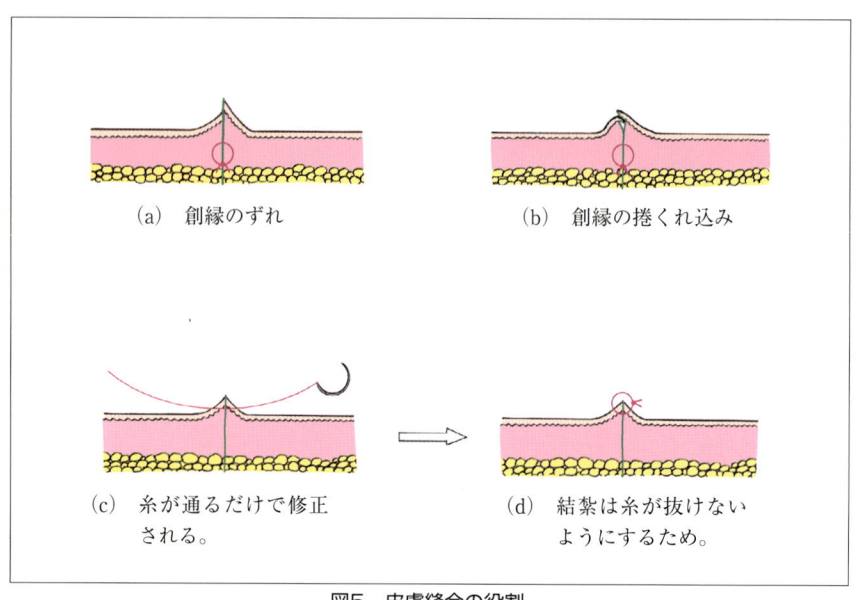

図5　皮膚縫合の役割
真皮縫合が十分なされた創の皮膚縫合は創縁のわずかなずれ（a）や捲れ込み（b）を調整するものである。ナイロン糸のような固めの糸を用いれば糸が通るだけでそのずれや捲れ込みは修正される（c）。結紮の目的は皮膚を締めるためではなく糸が抜けないようにするためである（d）。

I-4. 術後瘢痕

1 術後処置と瘢痕のケア

【抜糸】

皮膚縫合糸は1週間以内に抜糸するのを基本とする。長期間置けば縫合糸瘢痕を生じる原因となるからである。

【テーピング】

抜糸時に創に問題がなければ抜糸直後からテーピングを始める。この場合のテーピングは線状瘢痕の幅の開大を防止することを目的としており、日光からの遮蔽が目的ではない。したがって露出部、被覆部に関わらず行う。

テーピングの期間を著者は原則として約3カ月間としているが、関節部位などではもっと長期にわた

手術後のテーピングについて

抜糸した後の傷は緊張がかかると太くなろうとする性質があります。これを少しでも防止するためには、テーピングが効果的です。注意事項をよくお読みになり、テープを貼って下さい。

注意事項
1. 傷に垂直にテープが重なるように貼ってください。
2. 目安として3日に1回の割合で貼り替えてください。但し、汚れたり剥がれそうになったりした場合は貼り替えて下さい。
3. テープを貼ったままで入浴・洗顔・化粧は可能です。
4. 無理に剥がして貼り替えると皮膚を痛めることがありますので気を付けて下さい。
5. テープにかぶれたり、異常を感じたりした場合は一旦中止して、担当医に相談してください。
6. テープを貼る期間は3カ月が目安です。

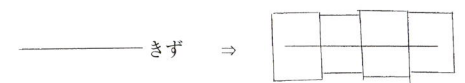

――――― きず ⇒

テープは1階売店で購入してください。「3Mマイクロポア」というテープですが、「茶色いテープ」と言えばわかります。
（太いテープ 510円、細いテープ 250円）

図　患者指導用の説明書
術後のテーピングに関して著者の施設で用いている患者指導用の説明書。

って続けることもある。

テープを貼ったままでの入浴・洗顔は抜糸直後から許可する。

テープの貼り替えは患者本人か家族にしてもらいその頻度は1週間に2回程度を目安としている。しかしテープがその場にしっかりと付着していれば貼り替える必要はないので人や部位によっては1週間以上貼り替えなくてもよい場合もある。なおテープを貼り替える時にはテープを剥がした状態で入浴・洗顔等を行いその後にまたテーピングするように指示しておく。そのように指示しておかなければ術後数カ月間にわたって同部が洗われないままになる（図）。

【より厳重な安静保持法】

線状瘢痕ができるだけ細いままで落ち着くためには、瘢痕が開大するような力が加わらないように局所を安静に保つのが望ましい。テーピングもその目的で行われるが、肘などの関節部の場合さらにサポーターやときにはギプスなどを用いて運動の制限を行う場合もある。当然、瘢痕部にマッサージなどの外力を加えることは禁止する。

2 線状瘢痕の時間経過

線状瘢痕の経過は、瘢痕の部位、患者の体質などに左右される。

通常体質の患者の顔面の線状瘢痕では、術直後から2～3カ月ほど経過した時に最も瘢痕が硬くなりまた赤みも強くなることが多い。その後は術後半年ほどで瘢痕の硬さがなくなり術後1年ほどで瘢痕の赤みが取れて瘢痕として成熟した状態になるというのが標準的なところである。

それに対して四肢や躯幹の瘢痕では通常の体質であっても顔面における瘢痕の経過の倍程度の月日がかかって成熟した状態になることが多い。もしもこれらの期間を大きく超えてもなお瘢痕の赤みが引かず、また幅が広がってくる場合には肥厚性瘢痕やケロイドの発生を疑う必要が出てくる。

3 手術瘢痕から生じる肥厚性瘢痕に対する対策

　手術瘢痕が通常の経過をたどらず肥厚性瘢痕発生の可能性が示唆される状態になった場合には早めに対応策をとる必要がある。

- ・肥厚の始まった瘢痕をスポンジなどを用いて圧迫する
- ・ドレニゾンテープなどのステロイド含有テープを瘢痕に限局して貼付する
- ・トラニラストを内服させる

　それらのことを行っても効果がなく肥厚性瘢痕がある程度以上の大きさになったり、ケロイドである疑いを生じてきたような場合には、

- ・トリアムシノロンなどのステロイドを局所注射する

　ただし、この注射は周辺皮膚の萎縮などの副作用を生じやすいので、必ず低濃度少量から用い始めるのが原則である。著者はトリアムシノロンを1%リドカインで希釈して用いているが、症状に応じて2倍希釈と4倍希釈を使い分けている。注射は肥厚が引くまで月に1回程度のペースで行う。

　以上のような治療を続けても瘢痕の肥厚や拡大が治まらないようであれば、ケロイドと見なし、ケロイドに対する治療を行わなければならない。ケロイドに対する本格的な治療に関しては成書を参照されたい。

II章

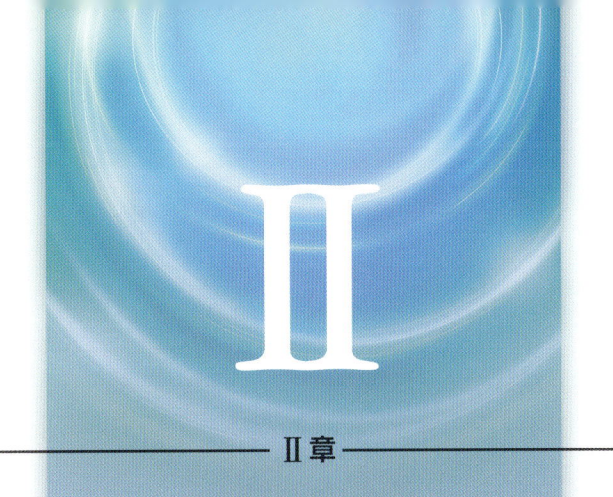

削皮術
(dermabrasion)

削皮術は、皮膚表面の凹凸面を平坦にしたり
皮膚病変や色素異常を除去するための皮面形成術の一つである。
最近ではレーザーやchemical peelingによっても
同様な効果がもたらされるようになり
頻用されるようになったが、本稿では
器械的な高速グラインダーを用いた削皮術について解説する。

1 使用する器械と歴史

　表皮と真皮浅層を削り取り、瘢痕を残さないように再上皮化させる手術手技で、20世紀初頭からいろいろな器械が考案された。大別すると3種類に分類することができる。高速グラインダー、サンドペーパー、steel wire brush である。

　最もよく用いられるのは周囲に刃の付いた stainless steel bur を高速で回転させて剥削する高速グラインダーである（**図1**）。モーター、同支持台、回転誘導索、フットペダル、ハンドピース、保護筒、バーがセットとなっている（**図2**）。高速グラインダーはフットペダルにより0〜30,000rpm の回転数が自由に得られる。グラインダーの先端の回転バーにはダイヤモンドバーやスチールバーなどが装着可能であり、用途によって使い分ける（**図3, 4**）。

　サンドペーパー、steel wire brush は普及するには至らなかった。サンドペーパーは紙やすりをガーゼ棒に巻いて使ったとされ、粒子がとれて silica granuloma を作ることがあると言われ、剥削後、生理食塩水でよく洗浄する必要があった。Steel wire brush は細かい stainless steel wire を植えつけた鋼針刷子 wire brush であり、hard、regular、soft の3種があり、回転速度は毎分3,000〜12,000回転で、足ペダルで速度調整ができた。

2 手技の特徴と適応

　高速回転する金属バーを病変部に接触させることにより、表皮と真皮上層を機械的に剥離する。皮膚剝削術、剝皮術、削皮術などと呼ばれる。

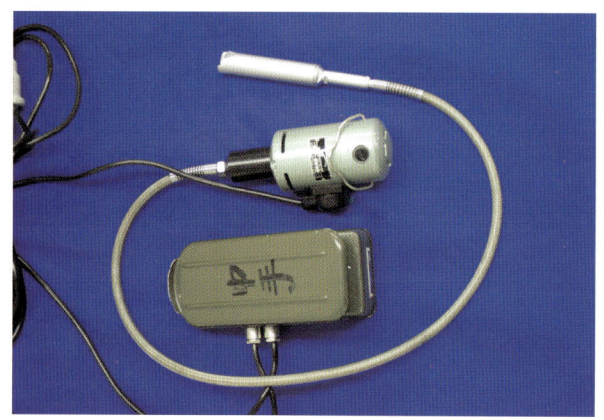

図1　高速グラインダー一式

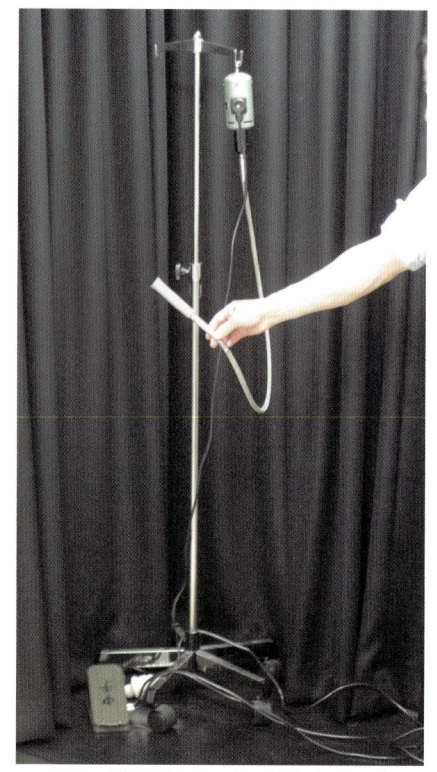

図2　高速グラインダー組み立て一式
モーター、同支持台、回転誘導索、フットペダル、ハンドピース、保護筒、バーがセットになっている。

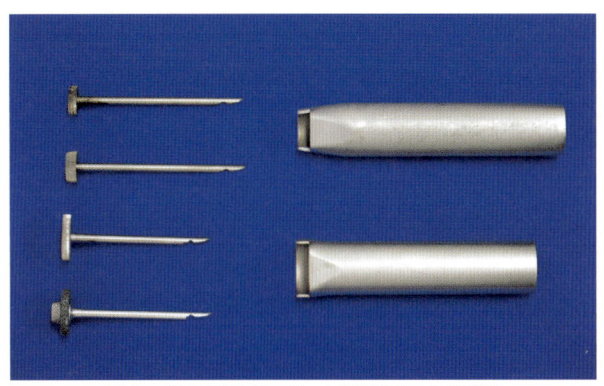

図3　高速グラインダーの回転バーと保護筒

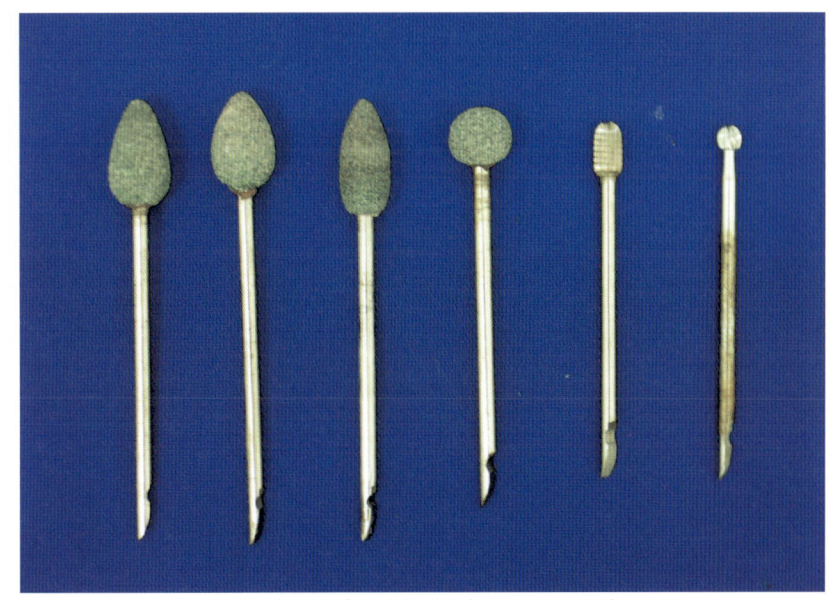

図4　各種のダイヤモンドバーやスチールバー

【適応疾患】

広範囲であっても真皮上層までの表在性の病変がよい適応となる。真皮深層まで及んでいる病変であっても、再生瘢痕皮膚により表面を被覆し、深部を覆い隠して再発してこない病変はよい適応である。

■ **水痘や痘瘡、尋常性ざ瘡後の陥凹瘢痕**

顔面の陥凹瘢痕をまったく平坦にするわけではないが、写真を撮ると陰となって黒く写るような陥凹部の辺縁をなだらかにして目立たなくさせることができる。1回で平坦にしてしまうのではなく、何回かに分けて少しずつ平らになるように削る方がよい。

■ **母斑：母斑細胞性母斑、太田母斑、扁平母斑、表皮母斑**

母斑細胞性母斑は広範囲で浅いタイプであれば、ある程度奏効するが、削皮術単独治療では根治は難しい。太田母斑は最近ではレーザー治療の方が効果が高い。扁平母斑は必ずと言っていいほど再発するが、遅発性扁平母斑（Becker母斑）は奏効するこ

とがある。表皮母斑はかなり奏効する。

■ その他の皮膚疾患

　Bourneville-Pringle 母斑症や鼻瘤、日光角化症、その他の皮膚腫瘍などが適応となる。Bourneville-Pringle 母斑症の鼻部、頬部、上口唇を中心とした小丘疹（angiofibroma）はよい対象となる。しばしば再発するが、再発のたびに削るようにすると良好な結果が得られる。鼻瘤は表面を削って鼻の形を整えることにより、満足できる結果が得られることが多い。鼻は脂腺や汗腺が発達しているため、上皮化は比較的早く完了する。

3 手技

手順

① 剝削する部位の周辺境界部を術前にしっかりマーキングしておく。

② 局麻剤はエピネフリン入り 0.5％リドカインを用いる。少し多めに注射して皮膚を腫脹させ、表面を固くすると削りやすくなる。広範囲の病変の場合にはリドカインを生理食塩水で薄めて低濃度で使用し、大量に皮下注射を行ってもよい。

③ 術者は示指から小指の 4 指でしっかりとハンドピースを把持し、母指を皮膚面に固定して支点とし、グラインダーを長軸方向にゆっくり動かしながら削る（図 5）。

（このときの注意点）

・いい加減に把持していると刃が横滑りし、目的の部位以外を削るおそれがある。

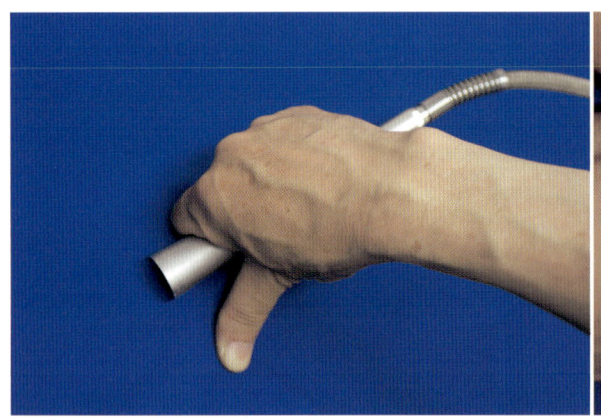

図5　高速グラインダーの持ち方
示指から小指の 4 指でしっかりとハンドピースを把持し、母指を皮膚面に固定して支点とし、グラインダーを長軸方向にゆっくり動かしながら削る。

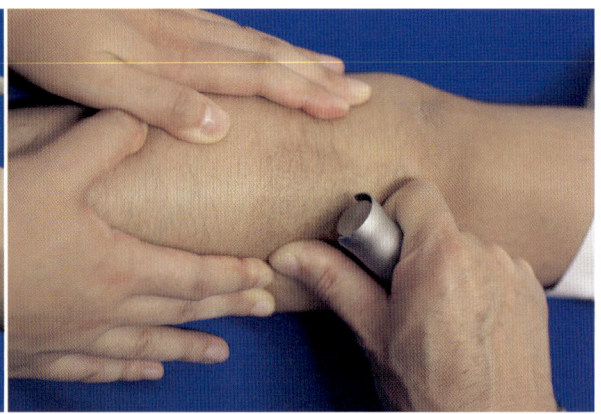

図6　削り方
助手がいる場合は、削る部位の周囲の皮膚をしっかり伸展させて削る。

- バーの面は皮膚に平行に当たるようにし、エッジで削らないように注意する。エッジで削ると一部が深くなり、切れることもある。
- 術者1人で施術する場合は、左手で削る部位の皮膚をしっかり伸展し、皮膚がゆるんでバーに巻き込まれることのないように注意する。助手がいる場合は、削る部位の周囲の皮膚をしっかり伸展させる（図6）。
- 特に眼瞼縁や口唇部のように皮膚が遊離縁となっている部位は、バーに皮膚が巻き込まれやすく、十分に注意する。
- 削る際には創面の出血や削りかすを生食ガーゼで拭き取ることが重要であるが、左手にガーゼを持ったまま施術したり、バーを回転させながら創面を拭いたりするとガーゼをバーに巻き込み、器械を破損することがあるので注意する。同様に毛髪も巻き込まないように注意する。

④治療対象となる皮膚表面はまんべんなく一様に削るようにし、一部だけ何度も繰り返し削らない。深くまで削る必要のある病変部は、いちどに完治させようと思わずに、何回かに分けて施術する。

⑤通常の創傷被覆剤を用いて創面を被覆する。

施術後

通常1週間前後で上皮化が完了する。上層のガーゼまで出血や浸出液で汚染された場合はガーゼのみ交換し、創傷被覆剤は完全に上皮化が完了して自然に脱落するまで剥がさずにそのまま置いておく。

4 合併症など

皮膚剥削は一様に表皮から真皮上層までを浅く削ることが肝心であるが、部分的に深く削ったり、バーのエッジで削ったりすると肥厚性瘢痕やケロイドを生じることがあるので注意する。施術後、上皮化が完了するまでガーゼによる被覆が必要であり、顔面部の処置はやや煩雑である。上皮化完了後、創面は潮紅が見られるがおよそ3カ月で消退する。その後1年間は遮光する必要がある。遮光を怠ると色素沈着を来たすおそれがある。

―――参考文献―――

- 池田重雄、水谷ひろみ：剥削術．あざの治療, pp83-85, 克誠堂出版、東京, 1981
- 福田修：皮膚剥削術、電気外科．現代皮膚科学大系5B, pp291-300, 中山書店、東京, 1982

III章

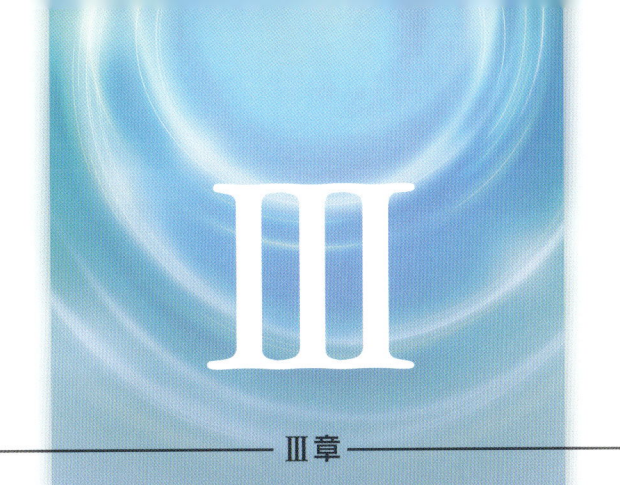

電気外科治療
(electrosurgery)

電気メスは外科手術における出血制御のために頻用されている
手術器具の必需品である。
その作用は手術時の切開、凝固止血のみでなく、
スキンサージャリーにおいては各種皮膚腫瘍の切除にも多用されている。
本章では、一般的な電気メスの説明と
スキンサージャリーにおける使用法について解説する。

1 使用する器械

電気メスは300kHz〜5MHzの高周波電流をメス先から生体組織に通電することにより発生するジュール熱、火花放電時の熱を利用して、生体組織の切開や凝固・止血を迅速に行うことができる手術器械である。

電気メスの出力方式には切開・凝固に用いられるモノポーラ出力モードと、主として凝固に用いられるバイポーラ出力モードがある。

モノポーラ出力モードは、電気メス本体で増幅された高周波電流をメス先電極に通電し、手術処置部から非手術組織部を経て対極板で高周波電流を回収し電気メス本体に戻すモードである。

バイポーラ出力モードは、ピンセット型の1対のメス先電極を用い、両極間に挟まれた局所に高周波電流を通して組織を凝固するのに使用するモードである。モノポーラ出力モードの電気メスは、基本的に本体、メス先電極、対極板の3要素で構成されている（図1）。

■ 本体

高周波電流を発生する高周波発信器である。電気メスの性能・機能に関するJIS規格では300kHz〜5MHz範囲の切開・凝固と決められている。2MHz以下の中波による電気的切開・凝固は高周波電気メス（Electrosurgery）と呼ばれ、一般的に手術室の電気メスとして使用されている。一方、2MHz以上の短波による電波的切開・凝固は高周波ラジオ波メス（Radiosurgery）と呼ばれ、外来のスキンサージャリーにおいてさまざまな用途で用いられている。

■ メス先電極

通常の電気メスではブレード電極がほとんどである（図2）が、ラジオ波メスでは針電極、ループ電極、ボール電極など多彩な電極（図3）がそろっており、その用途によって使い分ける。

■ 対極板

通常の電気メスでは身体に密着させて貼付する必要がある。ラジオ波メスでは電波の性質を持っているため衣服の上から当てるだけで使用できる。

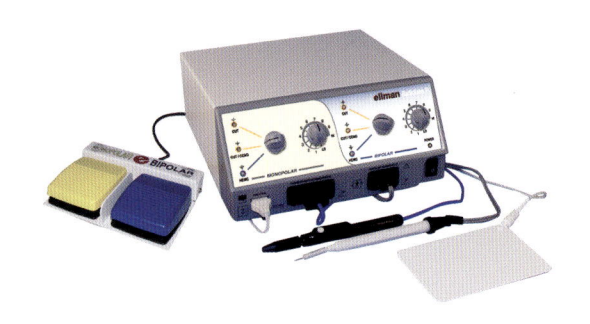

図1　モノポーラ出力モードの電気メス
本体、メス先電極、対極板の3要素で構成されている。

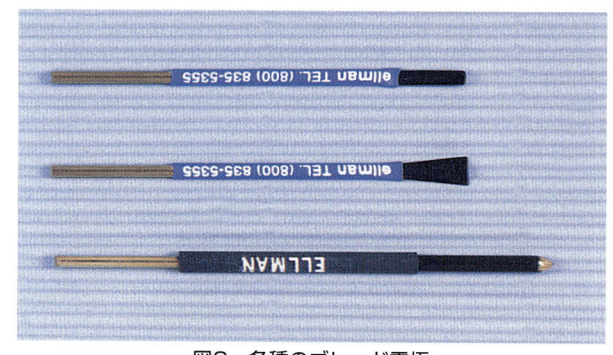

図2　各種のブレード電極
生体組織に直接通電する場合は、おもに上の2種類を使用する。鑷子などを介して通電する場合はいずれのブレードでもよい。

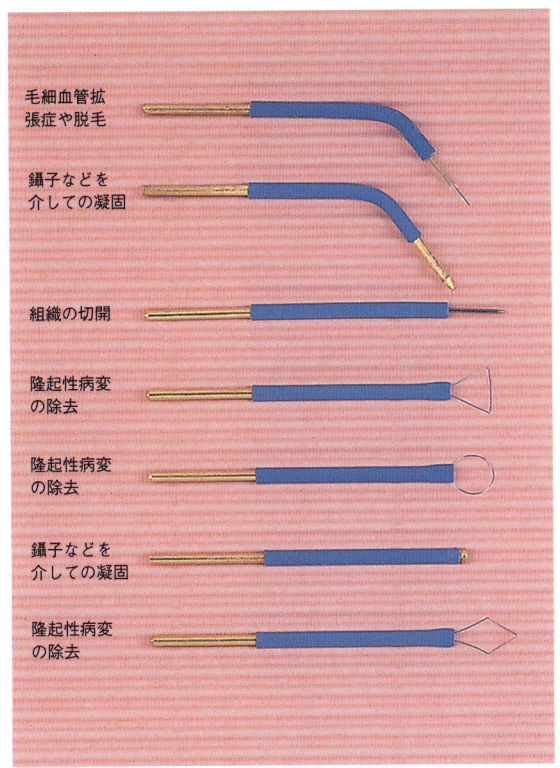

図3　ラジオ波メスで用いられる針電極、ループ電極、ボール電極など多彩な電極

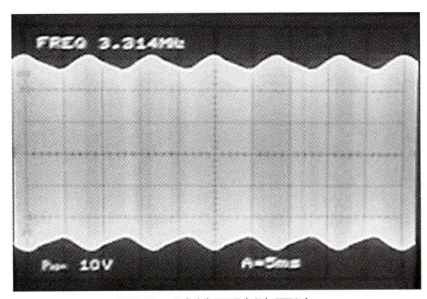

図4　連続正弦波電流
連続的な電流により、大きな発熱を生じ蒸気爆発するので切開に用いる。

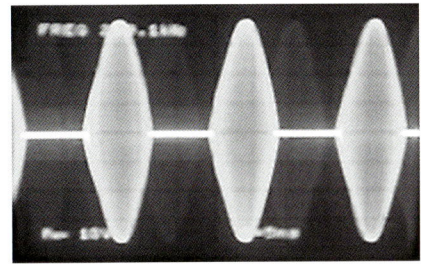

図5　バースト波
断続的な電流のため、大きな発熱は生じず、組織の凝固を生じる。

2 手技の特徴と適応

電気メスの作用には切開、凝固、混合の3種類がある。

■ 切開

高電圧の「連続正弦波電流」(**図4**)を使用し、1点に集中的に電流を流すと、接触点の組織内に大きな発熱が生じ、1/10万秒の程度の短い時間で細胞は一気に蒸気になって吹き飛んでしまう（蒸気爆発）ので、生体組織が裂ける。これを連続的に行うと組織が切開されていく。

通常の手術では、皮膚切開はメスで行い、皮下組織の切開は電気メスで行うと出血量を抑えるのに非常に有効である。

また隆起性の母斑細胞性母斑や皮膚線維腫ではループ針を用いた切除が有効である。

■ 凝固

高電圧の電流を断続的に流す「バースト波」(**図5**)を使用し、組織が急速に暖められたり冷やされたりすることにより、細胞・組織・血液が固まってしまう。

通常は止血凝固に用いられる。

また、針電極を用いて毛細血管拡張症や脱毛治療を行うこともできる。

■ 混合

断続的に流している高電圧の電流時間を少しずつ長くしていくと切開と凝固の中間的な性格を有するようになる。この状態を混合といい、切開しながら凝固も行うことができる。

3 手技

組織の切開

　電気メスを強く押したり引いたりして切っているわけではなく、組織の1点に集中的に電流が流れることによる蒸気爆発で組織が裂けているということを念頭に置く。したがって、切開したいところを助手が左右に開いて緊張を加え、メスの先が組織に触れるか触れないか程度で接触面積を最小限にしてゆっくり動かすだけで十分切れていく。

　皮弁を挙上する時も同じで、皮弁をしっかり挙上し、切開すべき部位に緊張を加えた状態でメスを当てると自然に組織が切れていく。

　切開中に出血があった時には、にじみ出てくるような少量の場合には凝固モードにして出血点にブレード電極を直接接触させることにより止血可能である。細い血管が切れて出血する場合は接触凝固を使用するが、先端の細い無鉤鑷子を使用して出血点のみを選択的に挟んで凝固モードに設定した電極を鑷子に当てて止血する。バイポーラ電気メスでも同様に出血点を挟んで止血することが可能である。

ループ針による小腫瘍の除去

　突出した皮膚の小腫瘍を鑷子で引っぱってその根部をそのまま切離するのは避ける。引っぱった状態で切除すると切除部位が陥凹して陥凹瘢痕を生じることがある。まず、有鈎鑷子で軽く引っぱり根部の1～2mm上部で腫瘍を切除し、残った組織を周囲の皮膚面と同じ高さになるように少しずつ削る。

脱毛と毛細血管拡張症の治療

・針電極を使用する場合は上皮への損傷が少ない絶縁針を用いるのがよい。
・脱毛に使用する場合は針を毛根に沿って挿入し、短時間電流を流す。毛が抵抗なくスッと抜ければ毛根が凝固破壊されている証拠である。
・毛細血管拡張症に使用する場合は、毛細血管の外壁に触れる位まで刺入して、一瞬だけ通電する。

4 合併症など

　電気メスの使用による合併症のうち、熱傷は最も頻繁に生じる合併症である。そのおもな原因は"対極板の接触不良"と"高周波電流の分流"である。

■ 対極板の接触不良

　原因としては、対極板の不完全な貼付に伴う凹凸や皺、周辺部の剥がれ、体位変換による対極板のずれ、小さく切った対極板などが挙げられる。したがって、平坦で剥がれにくい部位に適切に貼ることが重要である。

■ 高周波電流の分流

　対極板に電流が戻れない、大地に接触している金属が患者の身体に接触しているなどの理由で、電流が対極板以外の意図しない場所に流れてしまう状態であり、熱傷事故を生じる。対策としては、対極板の確実な装着、コードの確実な接続、フローティング型電気メスの使用などである。

■ 目標以外の部位の電気メスとの接触

　これも頻繁に生じる合併症である。この原因は術者の不注意以外の何ものでもないが、創縁に電気メスが直接接触する以外に鑷子や鉗子を介した接触凝固時にその鑷子や鉗子が創縁に接触することによっても生じる。特に小切開から広範囲の皮下剥離を行ったような症例で起こりやすいが、創縁にガーゼやプラスティック性の創縁保護具を装着することにより防止できる。

　電気メス側の対策としては、ブレードメス刃の先5mm程だけ露出し、根元をネラトンチューブで被覆することによりある程度防げるが、術者の注意深い操作が必要である。

■ 皮弁裏面からの過度な止血凝固

　薄い皮弁を挙上する時に皮弁裏面の止血凝固を高出力で行うと皮膚面にも影響を及ぼし皮膚の熱傷を生じることがあるので注意する。

■ 引火

　術野を消毒したアルコールに術中電気メスの火花が引火し広範囲の熱傷を生じた例がある。

---参考文献---

- 小野哲章：電気メスで事故を起こさないために―電気メス安全問題総論―. Clinical Engineering 12: 191-198, 2001
- 酒井順哉：電気メス（電気手術器）の安全な使い方. 臨外 54: 437-446, 1999
- 藤田恵一：電気的療法. 現代皮膚科学大系5B, pp61-71, 中山書店、東京、1982

IV章
冷凍凝固法

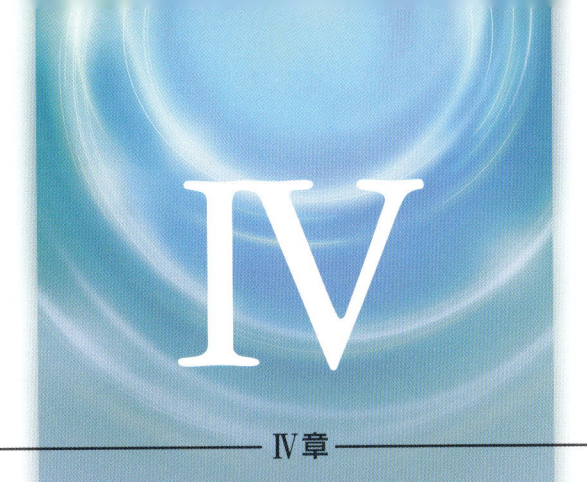

冷凍凝固法は、局所組織に超低温を作用させ、
その組織を凍結壊死させる目的で行う治療であり、
冷却剤としては主として雪状炭酸（ドライアイス）、液体窒素が用いられる。
同様な効果はレーザー治療でも得られるようになり、
レーザーが普及してきた現在では冷凍凝固法の適応は限られてくるが、
本章では冷凍凝固法の実際の方法と適応について解説する。

1 使用する器械

　冷却剤を皮膚に伝えるための器具として、雪状炭酸（ドライアイス）は径約1.5cm、長さ5cm程の円柱に整形したものを使用するため炭酸ガスボンベ、ドライアイスを円柱形に固める金属製円筒などの器具が必要となる。

　液体窒素を用いる冷凍凝固法には、綿球法、銅ディスク圧抵法、スプレー法の3種類がある。

　綿球法は、液体窒素を入れた金属製容器と綿棒があればよい（**図1**）。

　銅ディスク圧抵法は、凍結装置のプローベの先端に凍結子（銅製）を装着して使用するが、圧抵法として使用する円盤状のものや刺入法で使用される針状のものが用いられる（**図2**）。また、銅製チップを付けた棒状のcryopoleやピンセット様のcryoforcepsもある。

　スプレー法は、液体窒素を吹き付ける特殊な器具、クライオサージなどが用いられる（**図3**）。

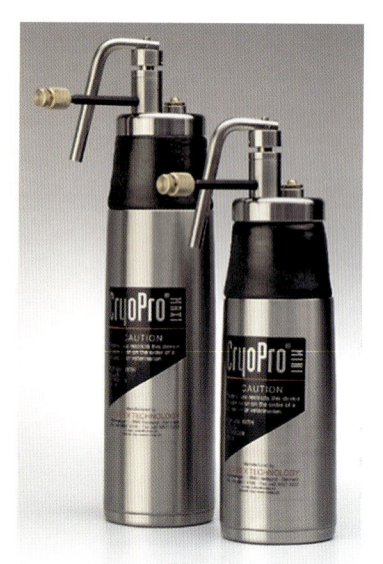

図1　液体窒素を用いる冷凍凝固法（綿球法）
　液体窒素を入れた金属製容器と綿棒があればよい。

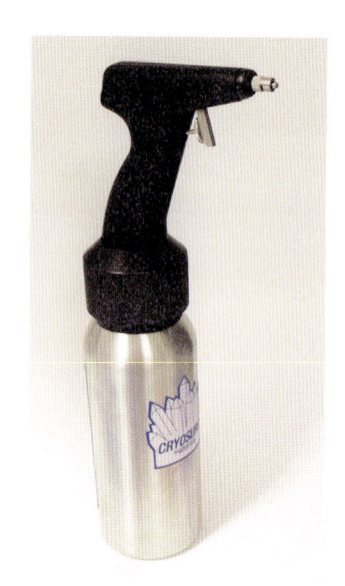

図2　銅ディクス圧抵法の凍結装置
　プローベの先端に凍結子（銅製）を装着して使用する。

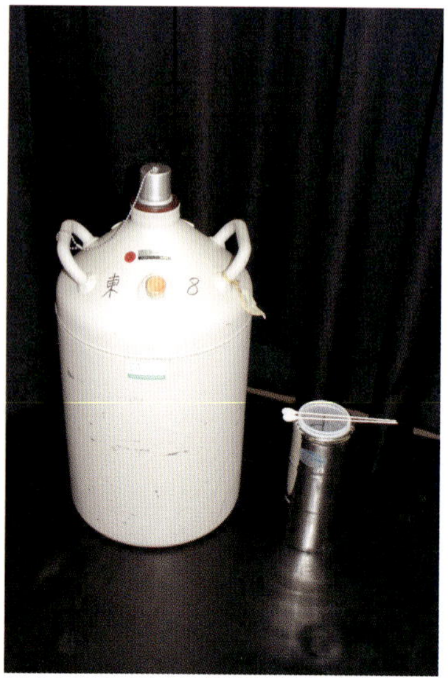

図3　スプレー法で用いる装置

2 手技の特徴と適応

冷凍凝固法は、冷却剤を直接または間接的に皮膚に作用させて、病巣部の細胞を凍結壊死させる治療法である。

【冷却剤と組織破壊】

雪状炭酸（ドライアイス）は－78.5℃の沸点を持ち、液体窒素に比較すると冷却能力には限界がある。液体窒素は沸点が－196.5℃であり、細胞壊死作用、組織破壊作用はより強い。組織を壊死、破壊へと導くための条件としては、急速に凍結し、緩徐に解凍することが必要である。この過程を数回繰り返すと組織破壊効果が高まる。

【標的組織の最低温度】

少なくとも－40～－20℃程度の低温にまで下げることが必要とされている。しかし、この治療後は縫合後の一次治癒と異なり二次治癒であり、冷凍凝固の作用時間や圧抵力によって効果が異なり、治癒期間や治癒後の瘢痕形成の様相が異なる。

【適　応】

■ **ウイルス性疣贅**

尋常性疣贅、糸状疣贅、尖形コンジローマなどが適応となる。いずれも外来処置として行い、綿球法が用いられている。治療成績は良好である。

■ **母斑**

母斑細胞母斑、扁平母斑、太田母斑、異所性蒙古斑などが一応適応とされる。雪状炭酸圧抵法が用いられるが、近年、レーザー機器の進歩により、母斑細胞母斑以外での施術は稀となっている。

母斑細胞母斑：junctional type は著効することが多く、1～2回の施術で目立たなくなる例が多い。Compound type は毛孔に一致して再発することが多く、施術回数も多くなり色素脱失や瘢痕を残すことが多い。

扁平母斑：いったん薄くなっても再発はほぼ必発であり、あまり効果はない。

太田母斑：数回の施術で効果は認められるが、レーザーよりも治療効果は少ない。

異所性蒙古斑：数回の施術で色調がかなり薄くなることがある。

■ **血管腫**

海綿状血管腫、静脈性蔓状血管腫が適応となる。特に赤唇部や口唇粘膜、頬粘膜に生じた血管腫が適応であるが効果は一定ではない。

3 手技

■ 雪状炭酸（ドライアイス）圧抵法

①施術直前に径約1.5cmで長さ5cmの円柱状の雪状炭酸棒を作成して使用する。予備の棒はガーゼにくるんで冷凍庫に保存する。

②雪状炭酸棒の両端をガーゼを介して母指と中指で挟んで持ち、皮膚面と平行に数秒間圧抵する。離した時に病変部が白く凍結しており、数秒後に常色に戻る程度の強さで圧抵する。

③圧抵部位が若干重なる程度に上方に少しずつずらして圧抵していく。少しずつ棒が細くなるため折れたり使いづらくなったりした場合には新たな棒と交換する。

圧抵する時間と強さにより作用効果が異なるので、病変の種類、部位、患者の年齢などを考慮して圧抵条件を決定する。しかし、その調節は非常に微妙であり、経験がものをいう。最初は圧低時間を短かくし、施術後の効果を見ながら、少しずつ長く強くしていった方が無難である。

■ 綿球法

施行直前に液体窒素貯蔵タンクからカップに移し、その中に柄付きの綿球を浸して使用する。綿球中に液体窒素を過分に含ませると流れ落ちて危険である。目的とする部位に綿球を軽く当てて白く凍結させる。強く当てすぎると周りの正常組織も凍結する。室温では数秒で自然解凍するので、同様の手技を5～6回繰り返す。

■ 銅ディスク法

凍結装置のプローベ先端の凍結子を持続的に冷却しながら用いる方法と、凍結子を液体窒素内に入れて冷却した状態で用いる方法がある。

4 合併症など

凍結療法施行部の高度の浮腫・壊死、創治癒後の瘢痕拘縮や色素沈着、色素脱失などが合併症としてあげられる。

特に、口腔内の海綿状血管腫に対する凍結療法は高度の浮腫を来たし、重度の場合には呼吸困難を来たすこともあるので要注意である。

術後の瘢痕拘縮、色素異常は整容的配慮を要する部位では重大な合併症となり得るので、凍結療法の作用時間と圧抵力を考慮して施術する必要がある。

――参考文献――

- 池田重雄、水谷ひろみ：凍結療法．あざの治療、pp74-82, 克誠堂出版、東京、1981
- 池田重雄、関真佐忠：Cryosurgery. 現代皮膚科学大系5B, pp13-40, 中山出版、東京、1982
- 肥田野信：雪状炭酸療法．現代皮膚科学大系5B, pp41-44, 中山出版、東京、1982
- 水元俊裕：凍結療法．皮膚科MOOK; 皮膚科最近の治療法、pp180-186, 金原出版、東京、1986

V章
スキンサージャリーに有用な皮弁

皮弁とは、皮膚および皮下脂肪からなり、
血行の茎となる組織の身体への連続性を保持しつつ、
体表のある部位から他の部位に移動できる組織を意味する。
言葉の定義は論を進める上で、
誤解が生じないための必要最小限としたい。
むしろ以下で詳述される各種皮弁の総称と
とらえるのが実際的である。

V-1. 皮弁の概念

1 血行による皮弁の分類

皮弁を栄養する血行を基にした皮弁の概念について述べる。

■ Random pattern flap

皮弁作図内に直接皮弁を栄養する茎となる血管を有しない皮弁[1]のことである（**図1-a**）。皮弁の挙上によって皮膚に上昇する穿通血管と皮下血管網との連結が断たれ、水平方向に血行の連続性が不十分なため、生着範囲の予測や、長く大きな皮弁の計画は困難である。

■ Axial pattern flap

深部より筋肉内または筋間中隔を上昇し、皮下脂肪の最深部、筋膜（deep fascia）直上を横走して、皮下血管網（subdermal plexus）との間に複数の交通枝を有する小動静脈を direct cutaneous artery & vein と呼ぶ。作図した皮弁の長軸方向にこの血管を有する皮弁が axial pattern の皮弁である[2]。Direct cutaneous vessels 直上の皮膚は直接この血管で栄養され血行豊富である。さらにその末梢の皮下血管網で栄養される領域までを皮弁に含めて安全に計画できる（**図1-b**）。

■ Perforator flap（穿通枝皮弁）

皮膚穿通枝を血管茎として皮弁を移動させる方法である（**図1-c**）[3]。穿通枝が皮膚に上昇してくる位置はドップラー血流計で聴取して捉えるのが便利である。その部位を茎として皮弁を移動するが、穿通枝を含む皮下組織を茎とすればよく、必ずしも穿通枝血管を剥離、確認する必要はない。比較的容易な手技で安全確実な皮弁である[4～6]。

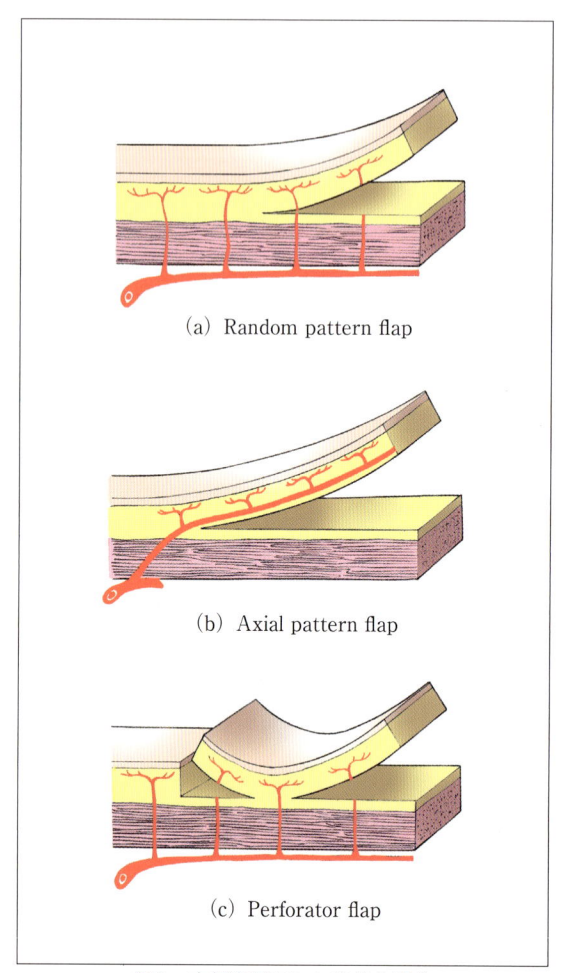

図1　血行を基にした皮弁の概念
(a) Random pattern flap
(b) Axial pattern flap
(c) Perforator flap

2 デザインによる皮弁の分類

皮弁は多種多様の分類がなされているが、デザインからみて前進 advancement、横転 transposition、回転 rotation の3つの基本要素の組み合わせからなると考えると理解しやすい。

■ 前進皮弁（Advancement flap）

皮弁を伸展、前進させて欠損を被覆する方法である、主として皮膚の伸展性を利用するが、必要に応じて backcut や Bürow の三角を利用する（図2, Ⅰ-1 図17）。

■ 横転皮弁（Transposition flap）

被覆すべき欠損に向けて、隣接部位から皮弁を移動させる方法である（図3, Ⅰ-1 図15）。

■ 回転皮弁（Rotation flap）

欠損に向けて隣接部皮弁を回転させて移動する方法である。これも必要に応じて backcut、Bürow の三角を利用する（図4, Ⅶ-1 図15）。

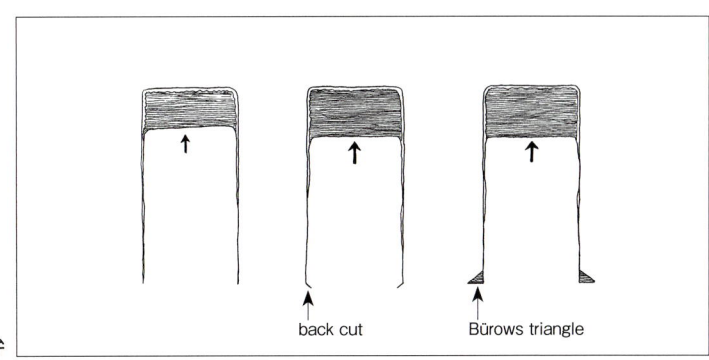

図2　前進皮弁

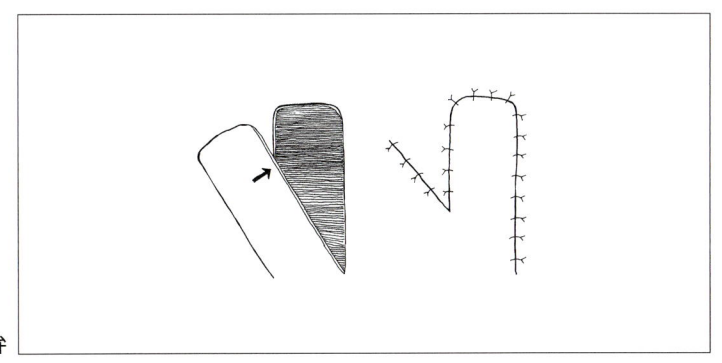

図3　横転皮弁

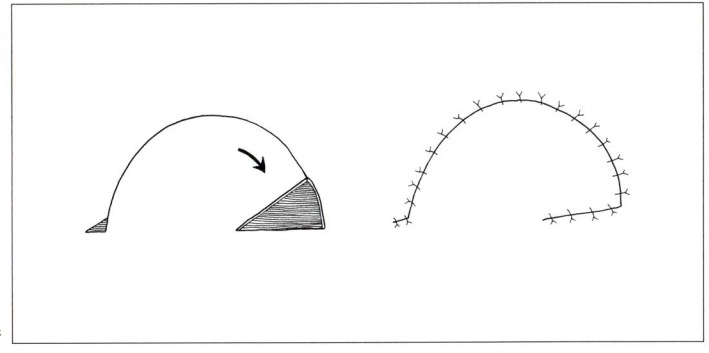

図4　回転皮弁

―――参考文献―――

1) Mathes SJ, Alpert BS, Chang N : Use of the muscle flap in chronic osteomyelitis: Experimental and clinical correlation. Plast Reconstr Surg 69:815-829, 1982
2) Place MJ, Herber SC, Hardesty RA : Basic techniques and principles in plastic surgery. Grabb and Smith's Plastic Surgery 5th ed. pp13-25, Lippincott Raven, New York, 1997
3) 中原　実、田原真也：局所皮弁. 形成外科 44：S7-S12, 2001
4) Hallock GG : Sequential use of a true perforator flap and its corresponding muscle flap. Ann Plast Surg 5: 617-620, 2003
5) Yousif NJ, Ye Z, Grunert BK, et al: Analysis of the distribution of cutaneous perforators in cutaneous flaps. Plast Reconstr Surg 101：72-84, 1998
6) Koshima I, Kawada S, Moriguchi T, et al : Connected deep femoral and gluteal perforator-based flap for repair of an extensive defect on the posterior thigh. Plast Reconstr Surg 96：201-206, 1995

V-2. 皮弁壊死の原因

　皮弁が壊死に陥る直接原因は血行不全である。血行不全は動脈系の流入不全と静脈系の鬱血に分けられる。

　血行不全の第1の原因は、皮弁を移行する際の牽引による過度の緊張や、組織のねじれ、ドレッシングや体位による過度の圧迫など物理的要因である。手技の習熟による無理のない皮弁の作製、移行、術後管理が成功のカギである。

　原因の第2は、皮弁を計画する際の解剖学的誤りである。皮弁に含めるべき栄養血管を見逃したり、皮弁挙上時に傷害したり、挙上すべき層の誤りなどである。皮膚解剖の熟知、超音波血流計などによる術前の血管走行の把握などで回避しうる。

　このほか移動後の皮弁下の血腫も移植床からの新生血管の侵入を阻害して（部分）壊死の原因となる。

　術中の丁寧な止血操作は当然の注意事項である。

V-3. 各種の皮弁 I（形状による分類）

1 Z形成術（Z plasty）

隣り合う三角形の皮弁を入れ替える transposition flap の一種である。本手技の利点は第1に、中央の辺に一致する方向に長さの延長が得られること、第2に、創や瘢痕の方向が変えられることである。要素として中央の辺1本とその両端の2本の辺からなり、Zの文字になぞらえてこの名称で呼ばれる。

【原理と手技】

最も多用される典型的なZ形成術について説明する。

3本の辺はすべて長さが等しく、中央の辺と他の2本の辺のなす角度は60°である。通常中央の辺を治療対象である創や瘢痕に一致させ、2枚の三角形の皮弁を皮下脂肪層で挙上して、入れ替える（**図1**）。これで中央の辺の方向に延長効果が得られ、同時に瘢痕の方向も変えることができる。

皮弁の伸展性などを無視して純粋に理論的にみた場合、得られる延長効果は、各辺がつくる菱形の長い対角線と短い対角線の長さの差として捉えることができる（**図2**）。60°の場合、理論的にはほぼ75%の延長効果である[1]。

しかし、生じる変化は皮膚表面に一致する水平方向に2次元的に起こるのではなく、垂直方向にも"ひずみ"の形で3次元的に生じることも念頭におくべきである。実際の臨床例では、創や瘢痕の存在する部位、方向、周囲皮膚の伸展性などの状況に応じて、辺のなす角度と辺の長さは変化させることが可能である。2つの角度が30°の場合、皮弁の入れ替えは容易であるが、理論的には25%の延長効果しか得られない。45°で50%、90°の場合120%である。ただし角度が大きくなるにつれて、皮弁の入れ替えに無理な緊張がかかりやすく、上に述べたひずみ効果も大きくなって、皮膚表面の凹凸として現れる。経験的に3辺相同角度60°の典型的Z形成術が多用される理由もそこにある。

【Z形成術の応用（variation）】

Multiple Z plasty、4-flap Z plasty、5-flap plasty などがある。

Multiple Z plasty：連続してZ形成術を多数用いる方法で、細長い線状瘢痕を延長する時に適応がある（**図3**）。特に頚部の線状瘢痕拘縮の解除などに適している（**図4**）。

4-flap Z plasty：基本的に2つの角度が90°のZ皮弁をさらに45°の2つの皮弁に分けることで、皮弁入れ替えが無理なく行え、かつ延長効果も高めることができる（**図5**）。指間拘縮の解除などに適している。

5-flap plasty：Z形成術と前進皮弁（advancement flap）の組み合わせである。熱傷後など、ある程度の面積を有する瘢痕拘縮の解除に適している（**図6**）。

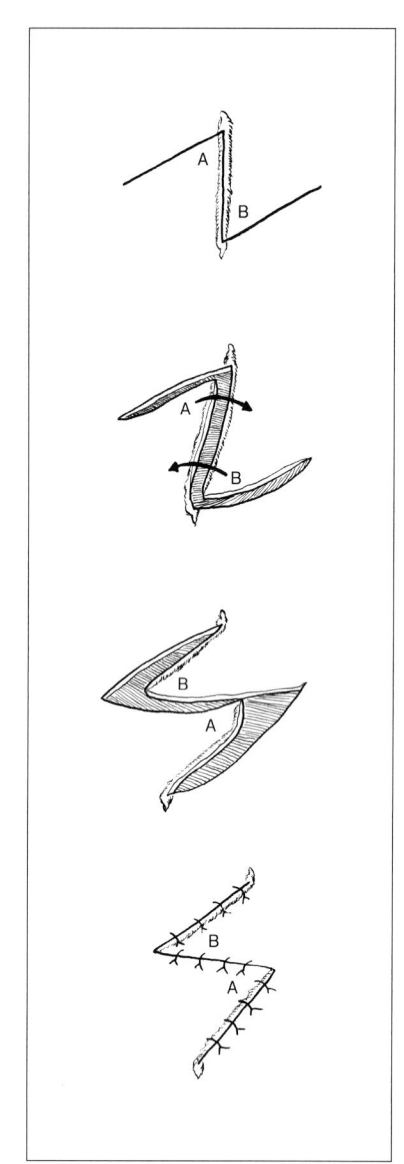

V．スキンサージャリーに有用な皮弁

図1　Z形成術のデザイン

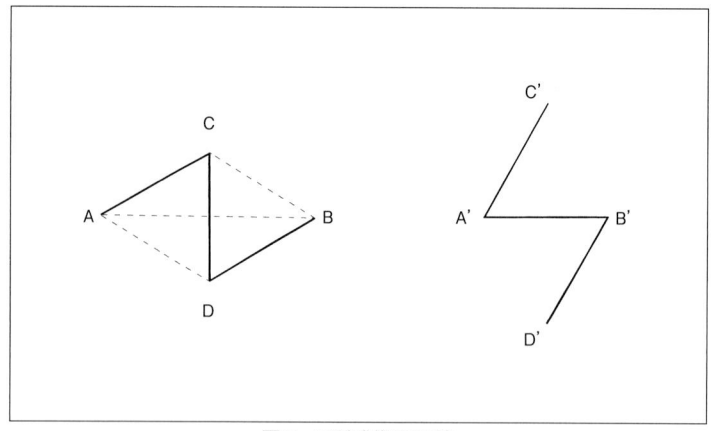

図2　Z形成術の理論

中央の辺CDは術後にC'D'に延長される。C'D'の長さは術前作図で対角線ABに相当する。つまり延長効果はAB−CDで現わされる。

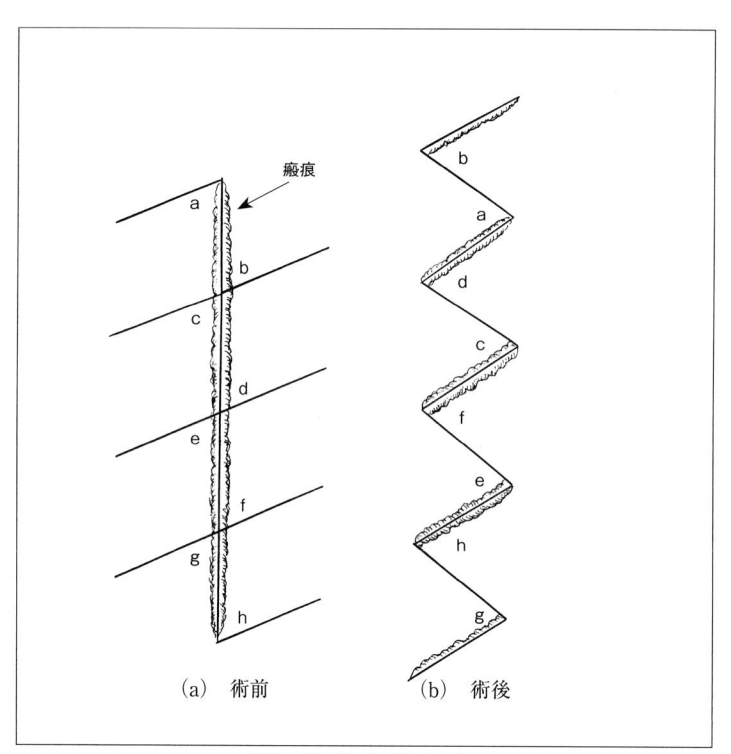

（a）術前　　（b）術後

図3　Multiple Z plasty

理解のため瘢痕をZ形成術を行った図になっているが、実際には瘢痕は切除する方が望ましい。

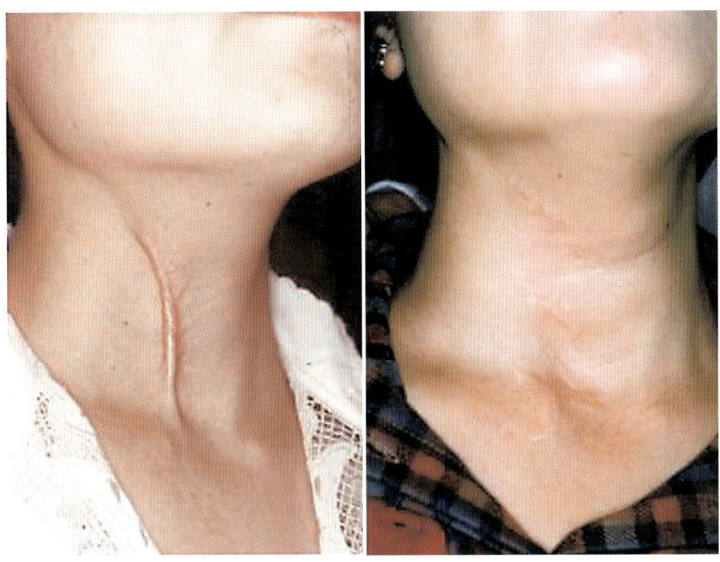

Ⅴ．スキンサージャリーに有用な皮弁

(a) 頚部手術後の拘縮瘢痕　　　　(b) 術後12カ月

図4　頚部の瘢痕拘縮に対するmultiple Z plasty

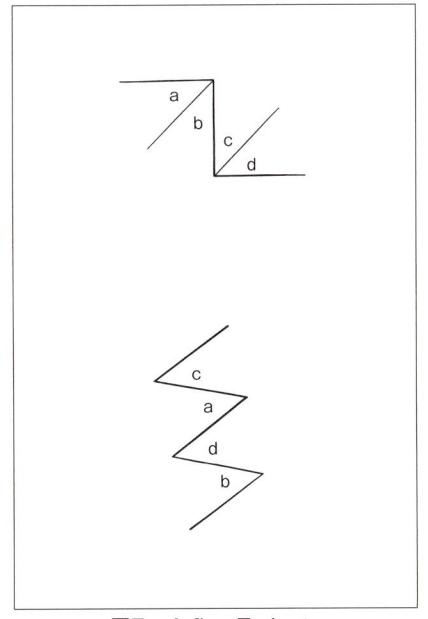

図5　4-flap Z plasty

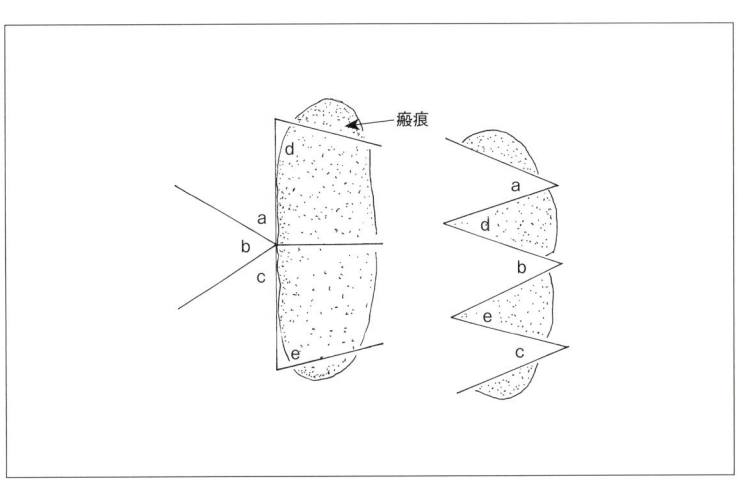

図6　5-flap plasty

2 W形成術（W plasty）

線状瘢痕の修正などに際して創縁に、Wの文字になぞらえた多数の三角弁をもうけて、互いに交叉させるように縫合する術式である[2]。

【適応】

特に初回の縫合糸の痕の残っている瘢痕の修正に適している（図7）。また凸面や凹面部に存在する瘢痕の修正にも適している。頬部など凸面部の瘢痕に対して直線的な修正を行った場合、繊細な瘢痕に仕上げたにもかかわらず、あたかも風船に糸を喰い込ませたように線状の窪みとして目立つということを経験する。一方、鼻背から頬部にかけての凹面部に存在する瘢痕を直線的に修正した場合、瘢痕の収縮によってテントの屋根のような効果、もしくは水掻き状の瘢痕となることもよく経験する。W形成術はあたかも蛇腹のような効果で瘢痕が曲面に沿いやすいという利点を有する（Ⅰ-1 図18）。

【欠点と注意点】

一方、あまり細かい三角弁を多数用いると、全体として瘢痕が幅広く見え、かえって目立つという欠点も有している。これらを踏まえて術前の作図が特に大切である。瘢痕の位置と形態をよく考慮して無理のない作図を行う。

いったん作図ができたら、切開と縫合は忠実にこれに従う。術中に辺の長さの相違やdog earが少々生じたとしても、ある程度強引に互いの三角弁を合わせてしまうのがコツと言える。手術を始めた後に作図を変更したり、さらに切開を増やすようなことはむしろ望まない結果を招くことになる。

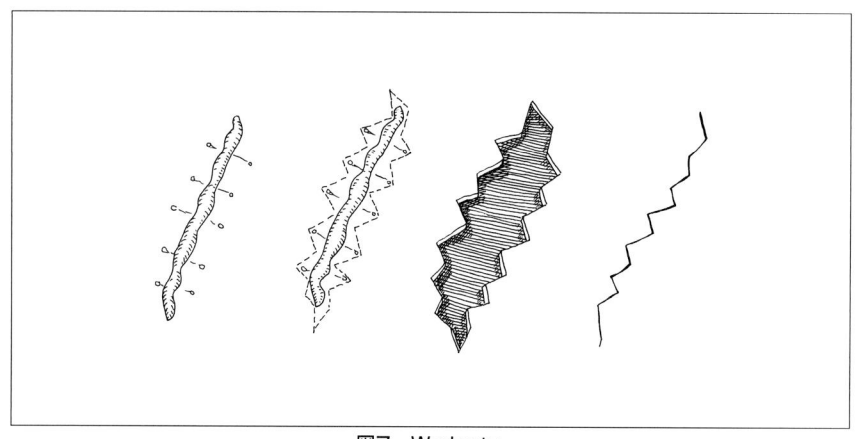

図7　W plasty

3 Y–V 形成術（Y–V plasty）

　Y字型に切開してV字型に縫合することで皮弁を前進させる advancement flap の一種である。前進皮弁を瘢痕に割り込ませることで拘縮を解除する場合などに適応がある（**図8**）。

4 V–Y 形成術（V–Y plasty）

　V字型に切開して、Y字型に縫い上げることで欠損を被覆する方法であり、これも advancement flap の一種である。皮下茎皮弁（後述）の形で用いられることが多い（**図9, Ⅶ-2 図11**）。

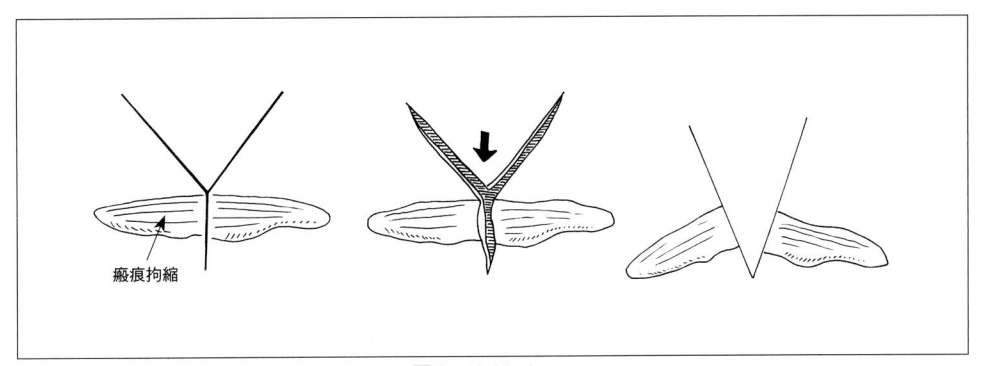

図8　Y–V plasty

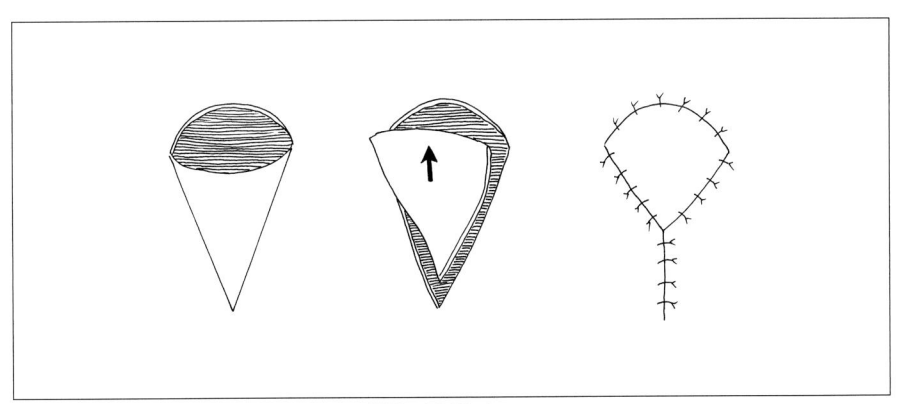

図9　V–Y plasty

5 菱形皮弁（Rhomboid〈Limberg〉flap）

　欠損を60°、120°の角度をもつ菱形に見立てて隣接部皮弁を移植する一種のtransposition flapである。または角度60°、120°の変則Z形成術と捉えることもできる（図10）。

　本法を基本形として、種々のmodificationが可能である[3) 4)]。

6 皮下茎皮弁（Subcutaneous pedicled flap）

　通常の皮弁は皮弁周囲の一部は皮膚の連続性を保って、この部位を血行の茎としている。これに対して、皮下茎皮弁では全周性に切開を加えて島状の皮弁とし、皮下組織のみを血行の茎として皮弁を移動する（図11）。皮下血管網の横方向の連続性が皮弁全周で断たれることになる。したがって、皮下茎がrandom patternである場合は、顔などの血行豊富な部位で比較的小さな皮弁に限定した方がよい（Ⅶ-2 図5）。

　大きな皮弁を躯幹部や四肢に用いる場合は、axial pattern、もしくはperforator flapとなるよう計画するのが望ましい（図12）。

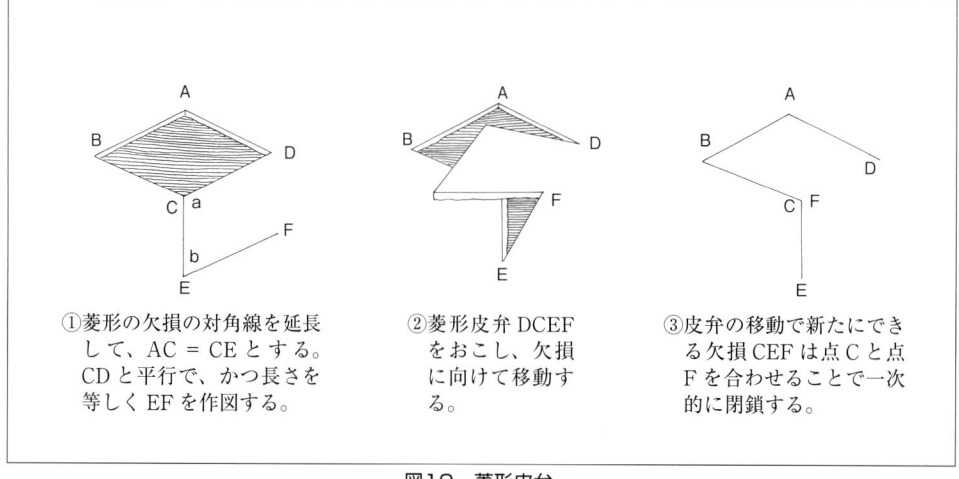

①菱形の欠損の対角線を延長して、AC = CEとする。CDと平行で、かつ長さを等しくEFを作図する。

②菱形皮弁DCEFをおこし、欠損に向けて移動する。

③皮弁の移動で新たにできる欠損CEFは点Cと点Fを合わせることで一次的に閉鎖する。

図10　菱形皮弁

Ⅴ．スキンサージャリーに有用な皮弁

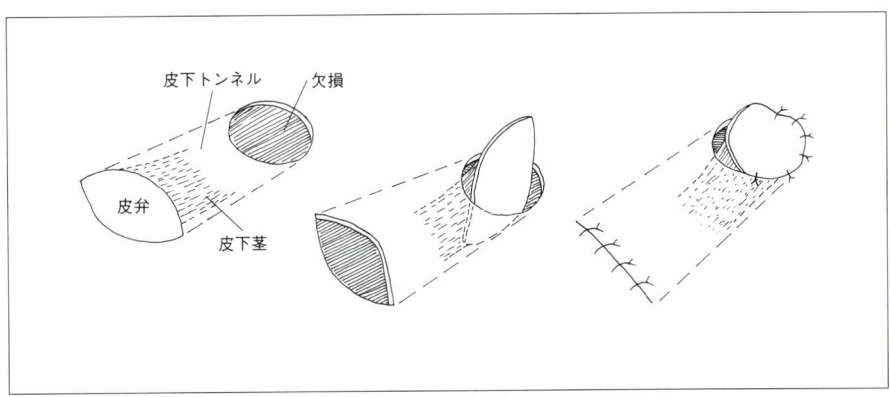

図11　皮下茎皮弁

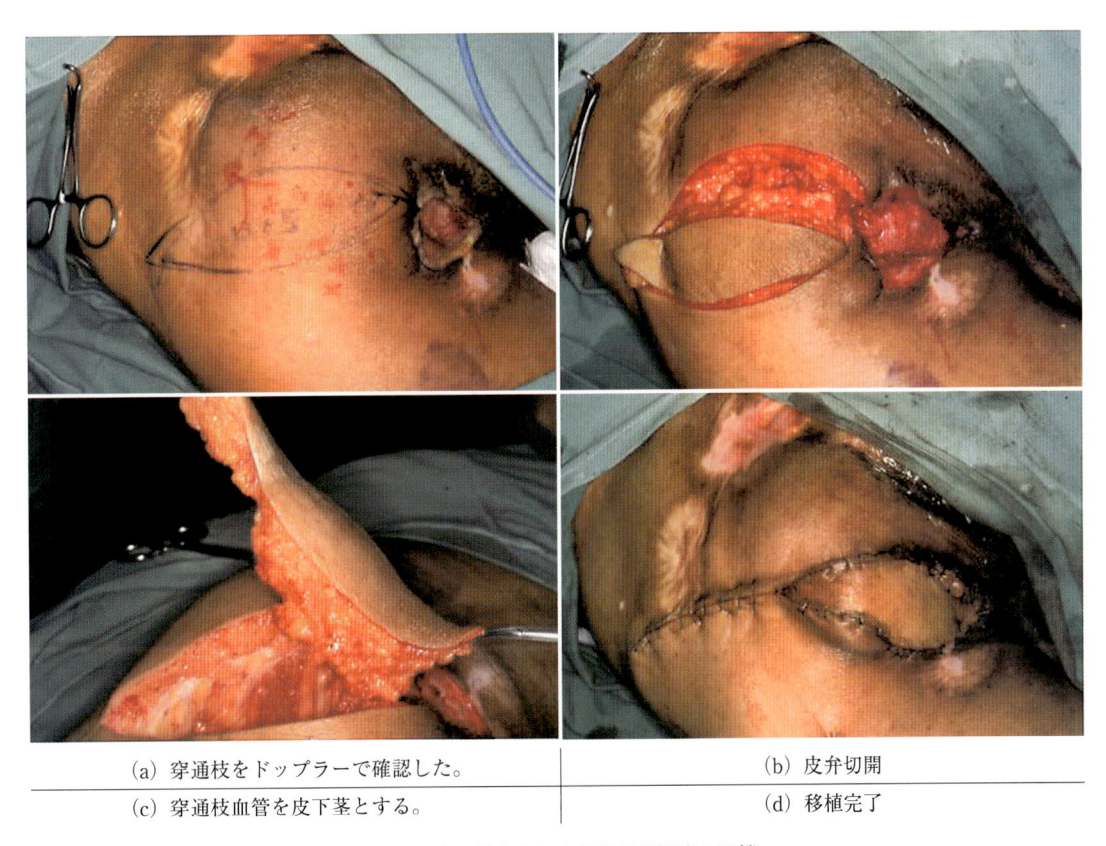

(a) 穿通枝をドップラーで確認した。　　　　(b) 皮弁切開
(c) 穿通枝血管を皮下茎とする。　　　　　　(d) 移植完了

図12　皮下茎皮弁による坐骨部褥瘡の閉鎖

7 双葉皮弁（Bilobed flap）

　皮弁の採取部を閉鎖する方法としては、一次縫合、植皮、二次的皮弁が考えられる。
　この二次皮弁による皮弁採取部の閉鎖法が双葉皮弁である（Ⅰ-1 図16）。
　欠損をまず近接の一次皮弁で被覆する。一次皮弁の大きさ（幅）は欠損よりやや小さめとする。一次皮弁採取後の欠損を二次皮弁で被覆するが、皮弁の幅は一次皮弁の約1/2でよい。また皮膚の余裕を考慮して一次皮弁と二次皮弁のなす角度は理論的には90°が望ましい（**図13**）。つまり縫合に際して、最も互いが緊張を及ぼし合わない角度である。二次皮弁採取部は一次閉鎖する。

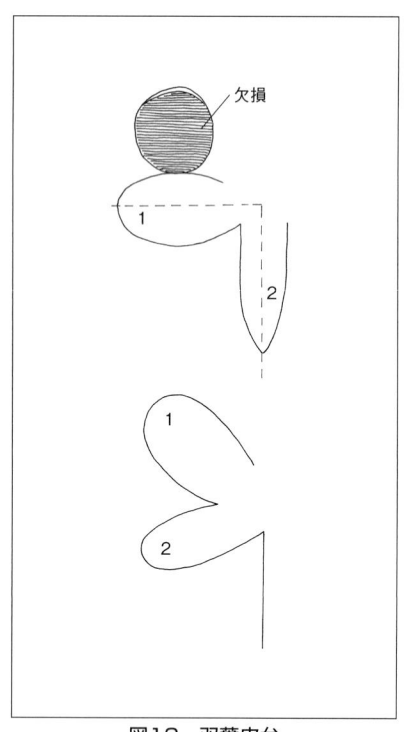

図13　双葉皮弁

8 反転皮弁（Tumbler flap, Turnover flap）

　欠損の隣接部の皮弁を脱表皮(denude, deepithelialize)して、本のページをめくるように欠損に向けて裏返す方法である。
　皮弁への血行は欠損部と皮弁採取部の境界域（本のページの綴じしろ部分）の皮下茎で供給されるので皮下茎皮弁の一種とも考えられる。皮弁採取部と皮弁の裏には通常植皮を行う（**図14**）。口蓋瘻孔の閉鎖や、下床に骨の露出した下腿潰瘍などによい適応がある。口蓋部では皮弁採取部、flap裏面に必ずしも植皮は必要でない。

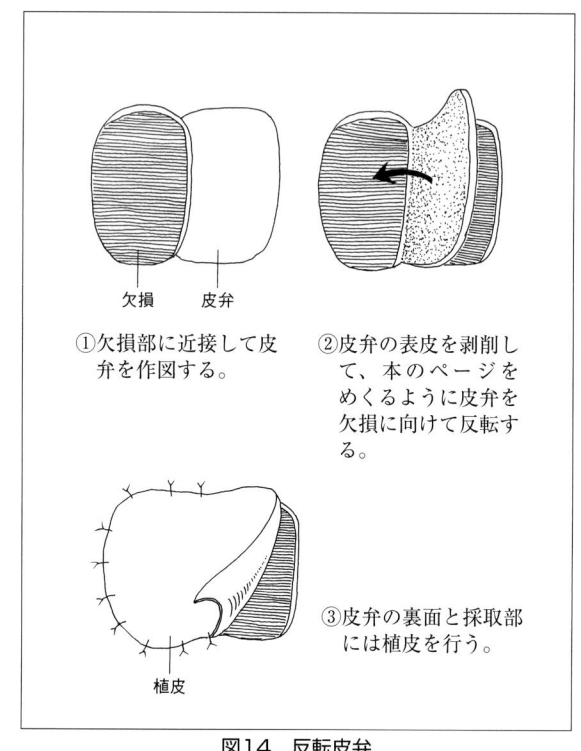

①欠損部に近接して皮弁を作図する。
②皮弁の表皮を剥削して、本のページをめくるように皮弁を欠損に向けて反転する。
③皮弁の裏面と採取部には植皮を行う。

図14　反転皮弁

9 筒状皮弁（Tubed flap）

　皮弁血行の解剖学的理解や、マイクロサージャリー技術が乏しかった時代に、比較的遠隔部より皮弁を移植するために用いられた歴史的方法である。

　平行する2本の切開を設け、その間の皮弁を挙上して、チューブ状に縫合、両端有茎の皮膚ロールを作製する（図15）。皮弁採取部も1次縫合しておく。1～2週間程度の時間を待って（delay）、一方の茎を切断して他部位に設けた創に縫着する。もういちどdelayをおいて、反対側の茎を切断して、さらに他部位に縫着する。この操作の繰り返しで遠隔部位への皮弁移植が可能になる（図16）。

① 橋状の皮弁を挙上。　② 皮膚ロールの作製と採取部の閉鎖。

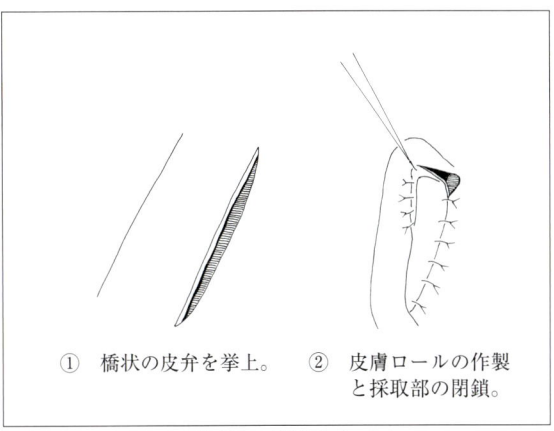

図15　筒状皮弁

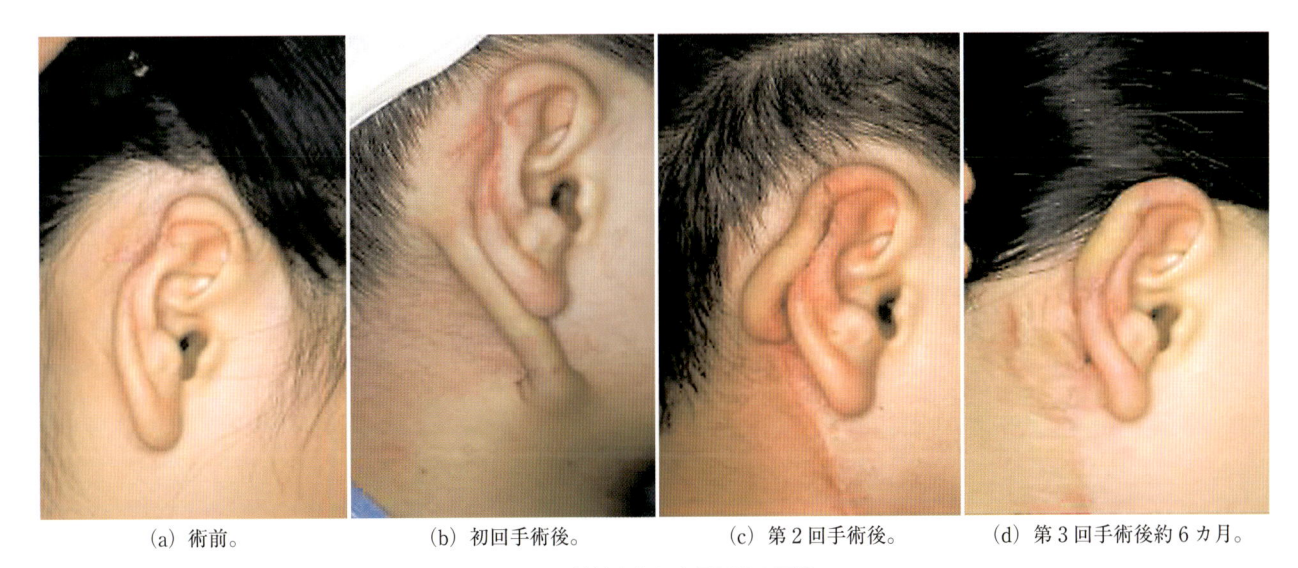

(a) 術前。　(b) 初回手術後。　(c) 第2回手術後。　(d) 第3回手術後約6カ月。

図16　筒状皮弁による耳輪の再建

―――引用文献―――

1) Furnas DW, Fischer GW: The Z-plasty: Biomechanics and mathematics. Br J Plast Surg 24: 144-160, 1971
2) Borges AF: W-plasty. Ann Plast Surg 3: 153-159, 1979
3) Quaba AA, Sommerlad BC: A square peg into a round hole; A modified rhomboid flap and its clinical application. Br J Plast Surg 40: 163-170, 1987
4) Schrudde J, Petrovici V: The use of slide-swing plasty in closing skin defects; A clinical study based on 1,308 cases. Plast Reconstr Surg 67: 467-481, 1981

V-4. 各種の皮弁Ⅱ（部位特異的な皮弁）

1 Scalping forehead flap

　眉毛上方の皮膚を有茎で移植して、主として外鼻の再建を行う皮弁である。

　茎が頭皮全域であるため、皮弁への安定した血行が得られる。外鼻の色調、質感を再現するうえで優れている。さらに鼻腔粘膜側も含む全外鼻再建が可能であることが特徴である。

【方法】

①皮弁は左右いずれかの眉毛の上方の前額に長方形に作図する。
②外側の切開線は上方へ延ばして頭頂有髪部を横切って対側の耳介上部まで達する。
③前額の長方形の（外鼻に移植される）部位のみ皮下で挙上して前頭筋は含めない。その他の前頭筋は血行の茎となる皮弁に含めて挙上する。つまり眉毛上部の長方形以外の皮弁は骨膜上で挙上して、この部位を血行の茎として前額の長方形部分を鼻部に移植する（**図1**）。

【その他の適応】

　外鼻欠損の程度に合わせて、前頭部皮弁は皮膚側のみに用いることもあるし、先端を折り返して鼻腔粘膜側や鼻柱の再建にも用いられる（**図2**）。

　眉毛上方の長方形部分には皮弁挙上時に前頭筋上に植皮をしておく[1,2]。その他の部位は骨膜上に創傷被覆材を貼付しておく。2～3週間後、皮弁が鼻部に生着したら、皮弁を切離し、有髪部皮弁は被覆材を除去した頭部創面に戻す（**図3**）。

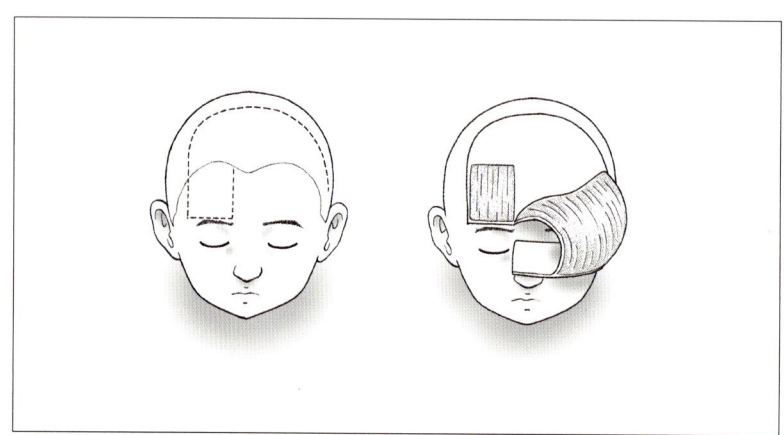

図1　Scalping forehead flap

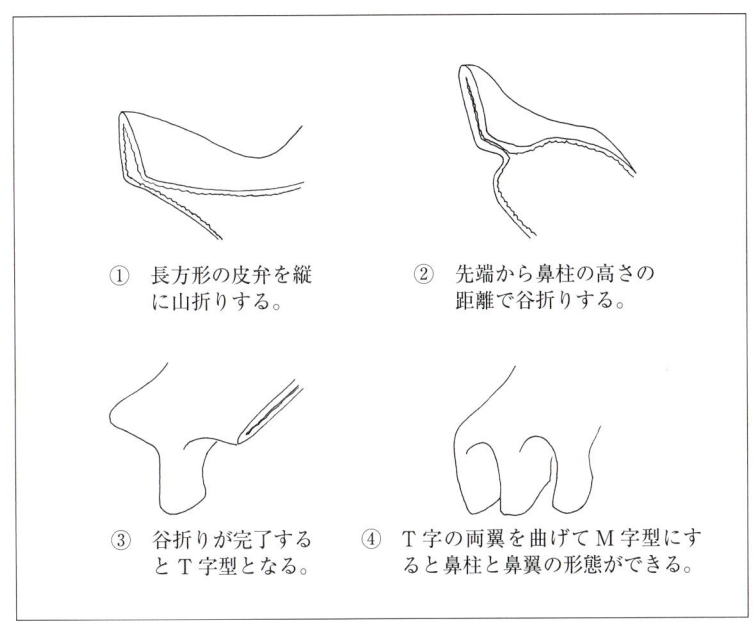

図2　Scalping flapによる外鼻形態の再建

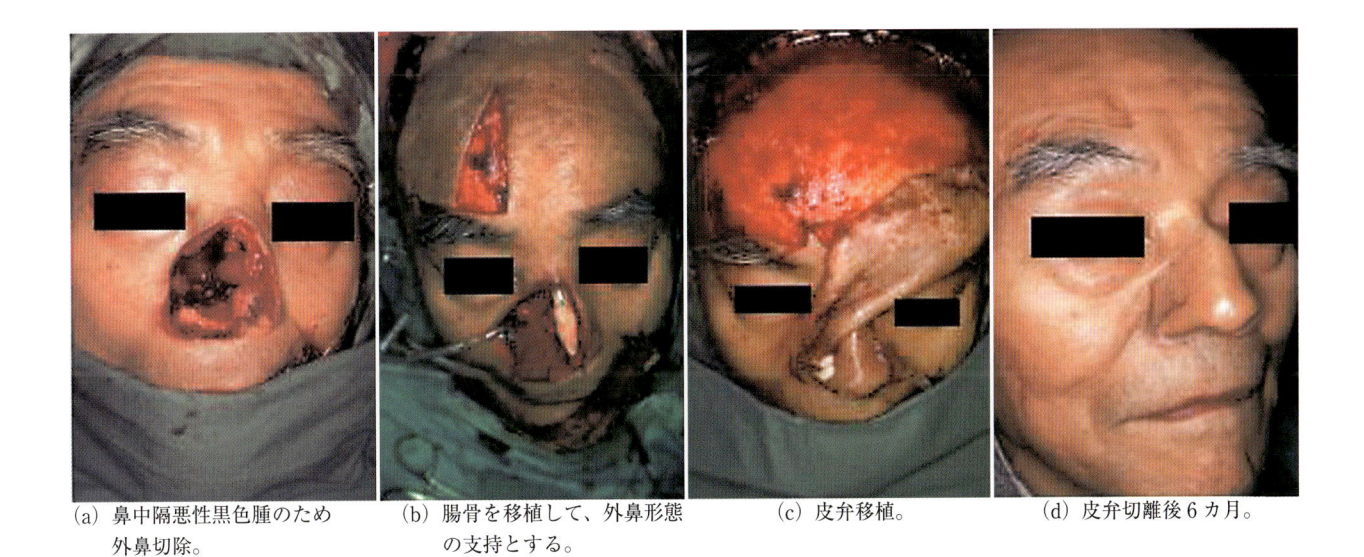

① 長方形の皮弁を縦に山折りする。
② 先端から鼻柱の高さの距離で谷折りする。
③ 谷折りが完了するとT字型となる。
④ T字の両翼を曲げてM字型にすると鼻柱と鼻翼の形態ができる。

(a) 鼻中隔悪性黒色腫のため外鼻切除。
(b) 腸骨を移植して、外鼻形態の支持とする。
(c) 皮弁移植。
(d) 皮弁切離後6カ月。

図3　Scalping forehead flap による外鼻の再建

2 Washio's flap

　鷲尾が1969年に耳介後方（乳突部）の皮膚を、側頭部頭皮を茎として外鼻再建のために移植したことからこの名称で呼ばれる[3]。浅側頭動静脈と後耳介動静脈のネットワークによって皮弁の血行が保たれる（**図4**）。

　Forehead flap に比べて、顔面の目立つ部位に採取部瘢痕を残さないことが利点であるが、耳介後方皮膚の色調は赤みが強いことが欠点である。

3 Median forehead flap

　滑車上動静脈を血管茎とする axial pattern flap である（**図5**）。皮下茎（島状）皮弁としても安全に移植できる[4]。

　外鼻の再建に用いられることが多い[5]が、眼瞼の再建にも適応がある（Ⅶ-2図5）。

　色調、質感ともに優れているが、採皮部の一次閉鎖をする場合は、鼻腔粘膜面も含めた外鼻全再建に用いるには大きさに制限がある。このため皮弁の形状や、長さの延長に工夫がなされている[6]。また組織拡張器で拡大した後に移植するという報告[7]もある。

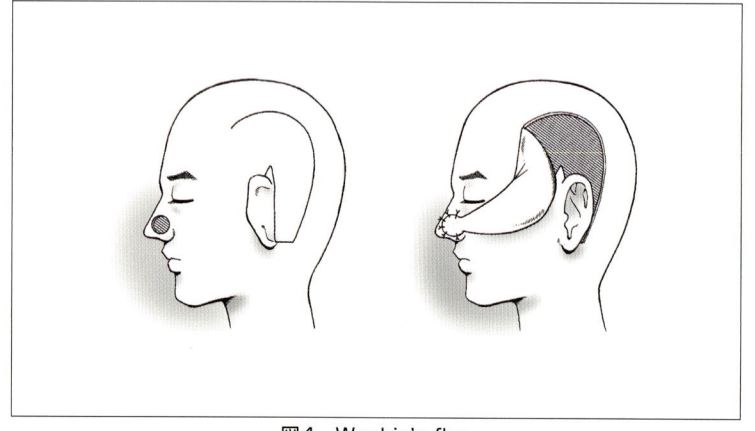

図4　Washio's flap

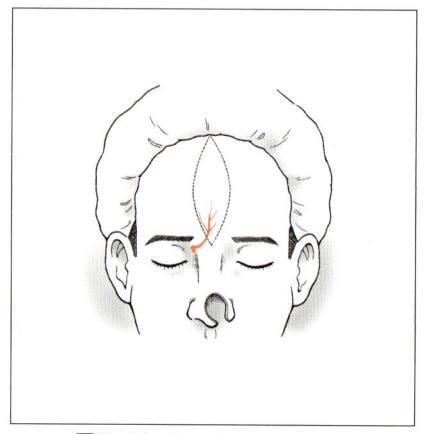

図5　Median forehead flap

4 Flaps for eyelid reconstruction

眼瞼の再建には前述 1～3 の皮弁はいずれも適応がある。その他の皮弁として、代表的なものを下に述べる。

■ **Cheek rotation flap**

下眼瞼の全域の再建に用いられる（**図6, Ⅶ-2 図7**）。

後葉の再建も必要な場合、硬口蓋粘膜（粘骨膜）、鼻中隔粘軟骨を皮弁の裏面に移植する[8]。

近接部位からの移植であるため、色調、質感とも

に優れている。血行は random pattern の rotation flap であるが顔面という血流豊富な部位であるため、緊張や皮弁下の剥離が過度にならなければ、安全に生着する。

■ **Switch flap**

眼瞼再建の優先順位は上眼瞼が下眼瞼に優先する。閉眼時に眼球が上転して角膜は上眼瞼で保護されているからである。

上眼瞼の 1/4 を超える全層欠損は下眼瞼からの switch flap が第 1 選択となりうる。Flap の大きさは欠損幅の 3/4 の大きさがあればよい。移植後にできた下眼瞼欠損は local flap で再建する（**図7**）[9]。

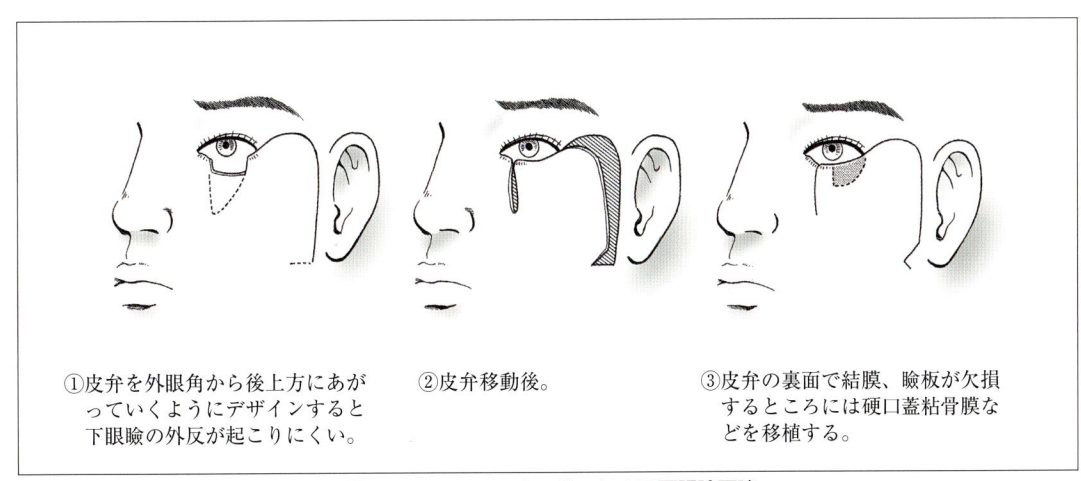

①皮弁を外眼角から後上方にあがっていくようにデザインすると下眼瞼の外反が起こりにくい。

②皮弁移動後。

③皮弁の裏面で結膜、瞼板が欠損するところには硬口蓋粘骨膜などを移植する。

図6　Cheek rotation flapによる下眼瞼再建

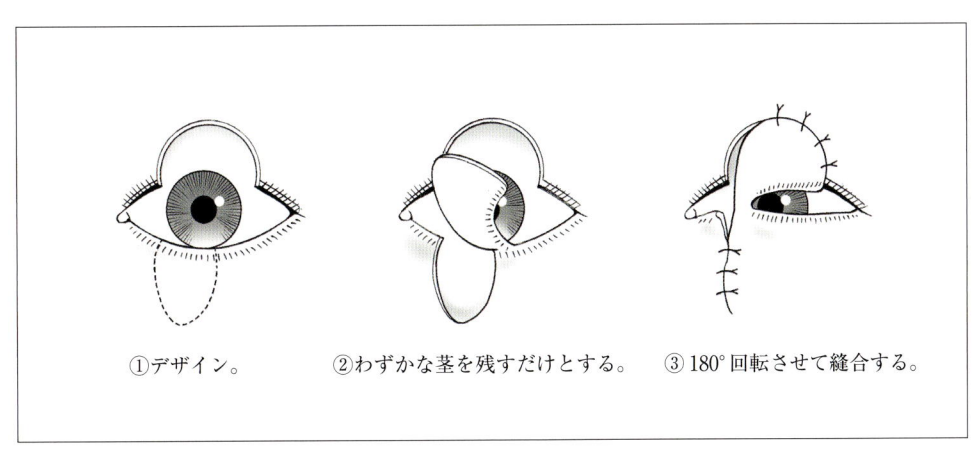

①デザイン。

②わずかな茎を残すだけとする。

③180°回転させて縫合する。

図7　下眼瞼からのswitch flapによる上眼瞼再建

■ Lateral orbital flap

眼窩の外側より採取して皮下茎皮弁や前進皮弁などとして上下の眼瞼再建に用いる（図8）。

眼窩の近傍であるため色調、質感に優れている。Random pattern flapではあるが血流は豊富で皮下茎皮弁としても安全である[10]。顔面神経はSMASの深層を走行するので、SMASよりも表層で皮弁を挙上すれば前頭枝を損傷することはない[10]。

後葉の再建も必要な場合は硬口蓋粘膜、鼻中隔粘軟骨を裏打ちとして用いる。

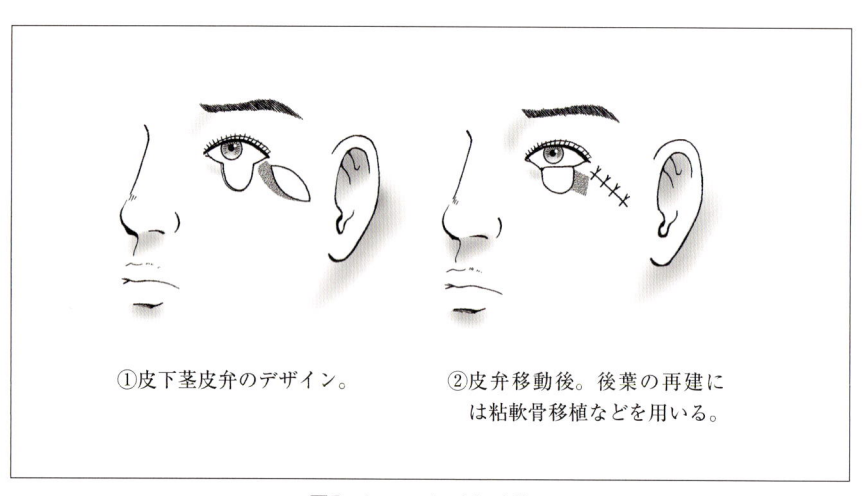

①皮下茎皮弁のデザイン。　②皮弁移動後。後葉の再建には粘軟骨移植などを用いる。

図8　Lateral orbital flap

5 Flaps for lip reconstruction

■ Vermilion advancement flap

口唇動静脈を茎とする前進粘膜弁[11)12)]で赤唇の再建に用いる（図9, 10）。

■ 上口唇の再建

● Cheek advancement flap

鼻翼基部外側に設けた三日月型を切除して頬部から上口唇皮弁を中央の欠損に向けて前進させる（図11）[13)]。必要に応じて片側または両側から採取する。

● Abbe flap（下口唇からのswitch flap）

口唇動静脈を血行の茎として下口唇の一部を全層性に採取して上口唇欠損部に移植する（図12, Ⅶ-2図8）。血管茎として口唇動静脈とその表層の粘膜をわずかに残してほぼ全周性、全層性にflapを挙上する[14)]。この血管茎の位置は反対側の赤唇を切断する際に確認しておくのがよい。口唇動脈は赤唇の峰から口腔内側に少し下がった粘膜の直下を走行しているので、容易に発見できる。血管茎の切断は1〜2週間後に行う。

■ 下口唇の再建

上口唇から下口唇へのswitch flapつまり逆Abbe flapも選択肢となりうる。その他のflapを列挙する。

● Estlander flap

下口唇の外側、口角寄りの欠損修復に適応がある（図13）。上口唇から下口唇へのswitch flapであるが、Abbe flapのような切り離しが不要である[15)]。

● Gillies fan flap

Estlander法をさらに拡大したmodificationである（図14）。

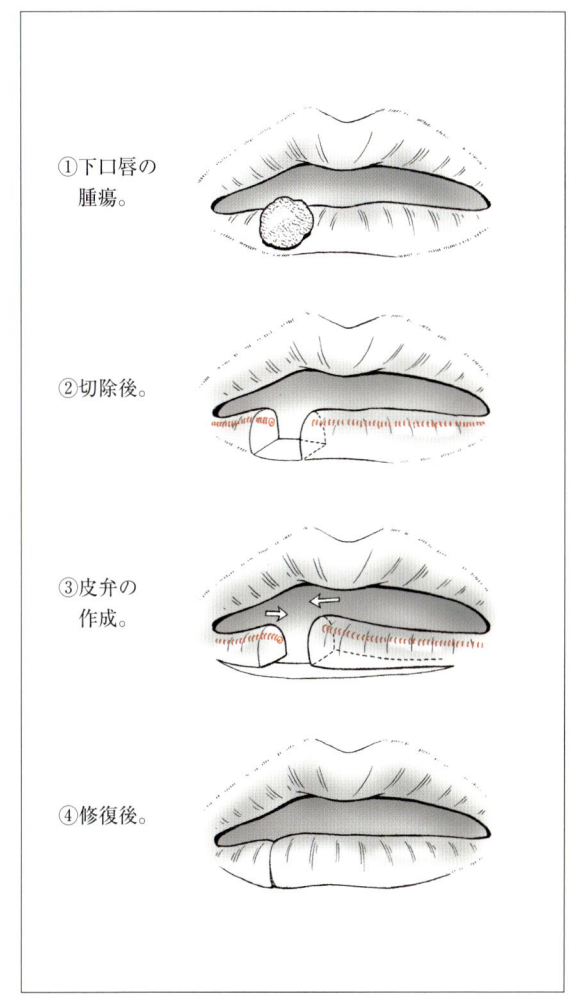

①下口唇の腫瘍。
②切除後。
③皮弁の作成。
④修復後。

図9　Vermilion advancement flap

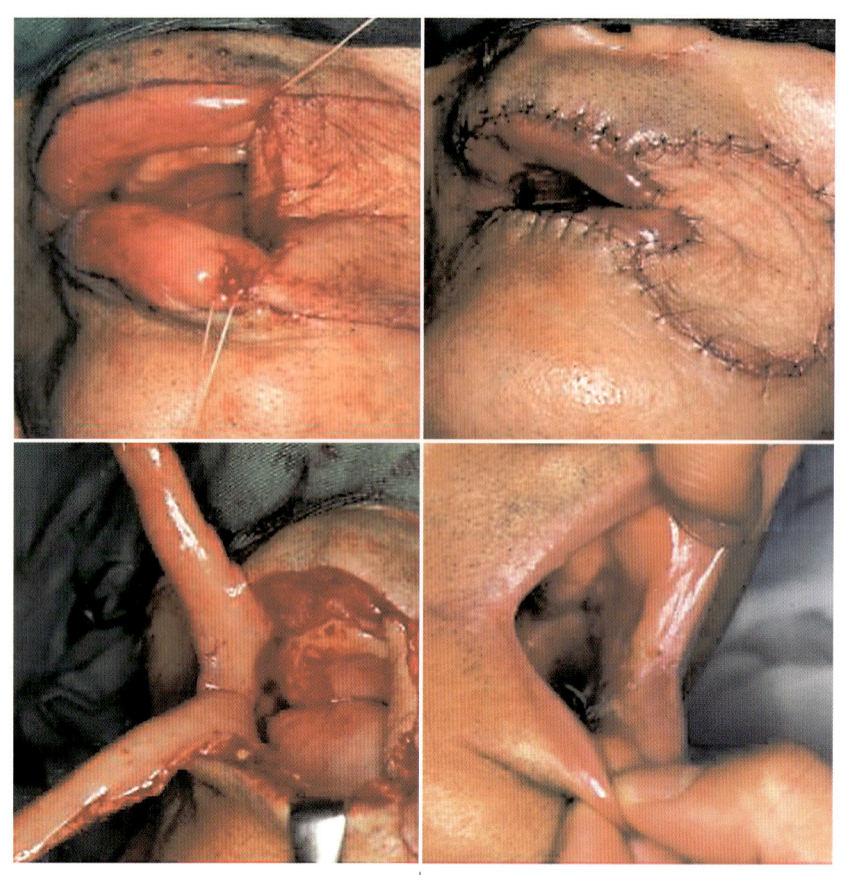

(a) 口角から頬部にかけての全層欠損を前腕皮弁で再建したところ。	(b) Vermilion advancement flap を上下口唇から挙上。
(c) 前腕皮弁の口角相当部位を脱表皮して挙上したflapを逢着。	(d) 術後12カ月。

図10　Vermilion advancement flap による赤唇の再建
上下の口唇からの vermilion advancement flap による口角部赤唇再建。口角から頬部は全層性の欠損を前腕皮弁で再建した。脱表皮をした前腕皮弁の上に vermilion flap を advance させた。

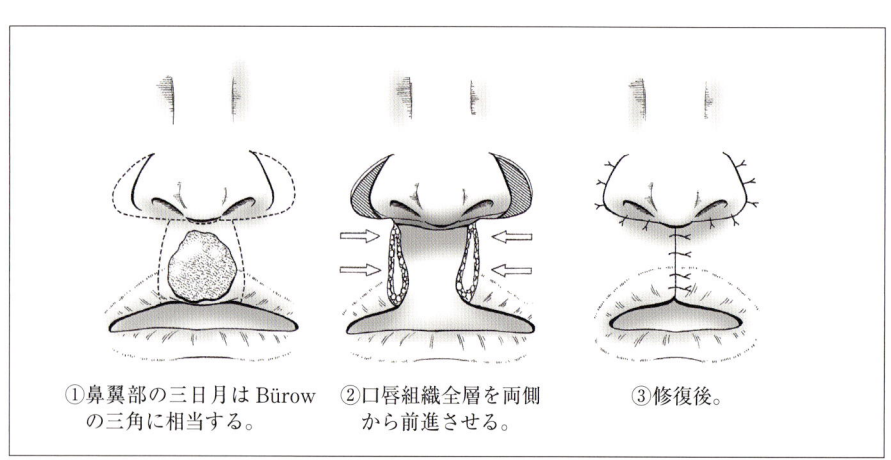

①鼻翼部の三日月は Bürow の三角に相当する。　②口唇組織全層を両側から前進させる。　③修復後。

図11　Cheek advancement flap

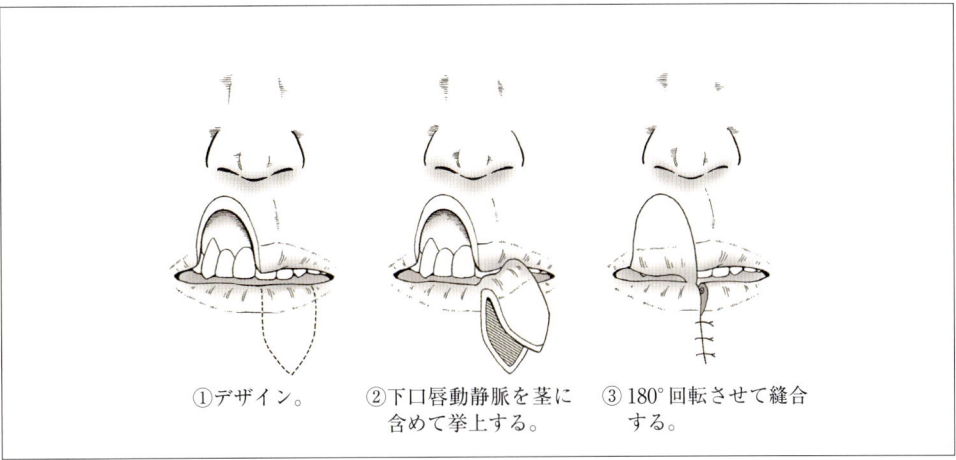

Ⅴ．スキンサージャリーに有用な皮弁

①デザイン。　②下口唇動静脈を茎に含めて挙上する。　③180°回転させて縫合する。

図12　Abbe flap

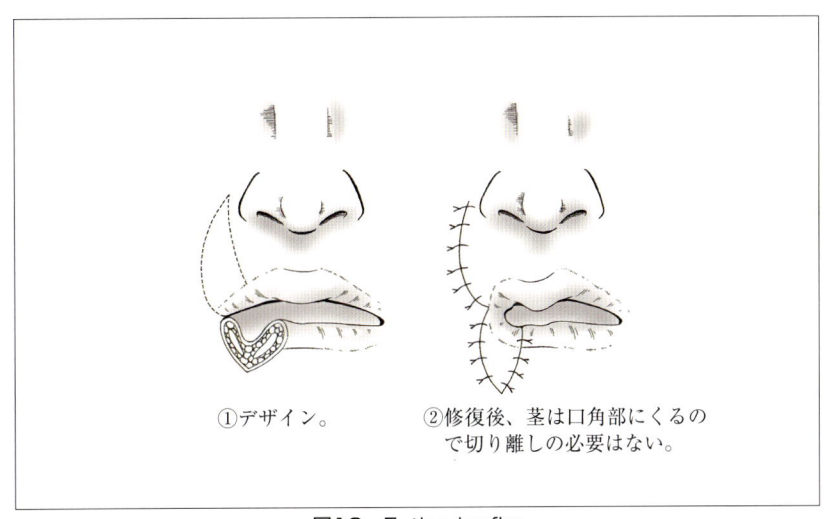

①デザイン。　②修復後、茎は口角部にくるので切り離しの必要はない。

図13　Estlander flap

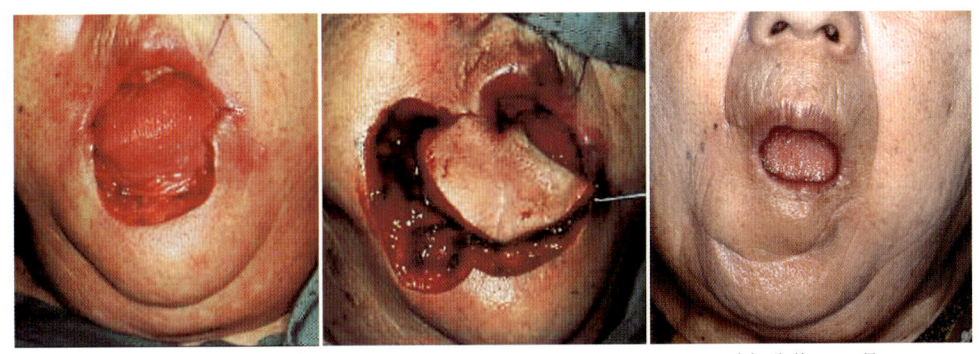

（a）下口唇腫瘍切除後。　（b）Flap の移動中。　（c）術後12カ月。

図14　Gillies fan flapによる下口唇再建

● Bernard法

下口唇の広範囲全層欠損に適応がある。両側口角より外側に向けて、皮膚から口腔粘膜まで全層性に切開を入れ、その上方に鼻唇溝を含む三角形を作図し全層切除する。これをBürowの三角として利用して外側下方のcheek flapを正中に向けて前進させ、下口唇を再建する（図15）。後にさまざまの修正が加えられmodificationとして報告されている[16]。

● Meyer法

Bernard法のmodificationの一種である。やはり下口唇の広範囲欠損に適応がある。皮切は全層性でなく、顔面皮膚側と口腔粘膜側を別々に切開して、外側頬部皮弁と頬部粘膜をそれぞれ正中に向けて前進させる。前進した頬粘膜は皮膚側に引き出すようにして赤唇を再建する。皮弁の前進を緊張なく行うため、皮弁下方に横切開とBürowの三角を設ける（図16）[17]。

● 冨士森のgate flap

下口唇全域全層欠損の再建に適応がある。鼻唇溝部を利用して全層性の三角形の島状皮弁を作製する。血管茎は顔面動静脈を含む皮下茎として鼻唇溝三角皮粘膜弁を90°内側に回転させる[18]。三角の先端を正中部で互いに交叉させて下口唇全域を再建する。頬粘膜を顔面側に引き出して下口唇赤唇を再建する（図17）。

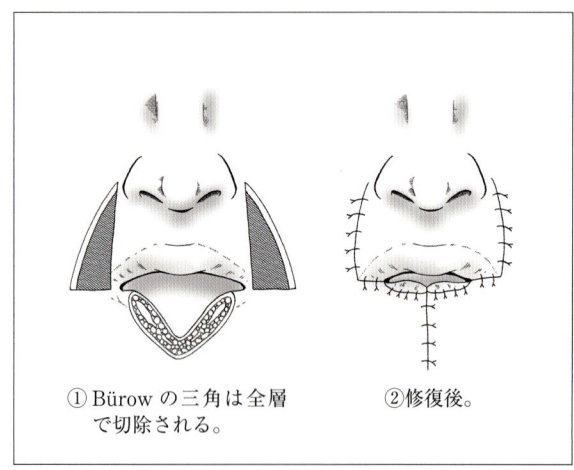

図15 Bernard法による下口唇再建
① Bürowの三角は全層で切除される。
② 修復後。

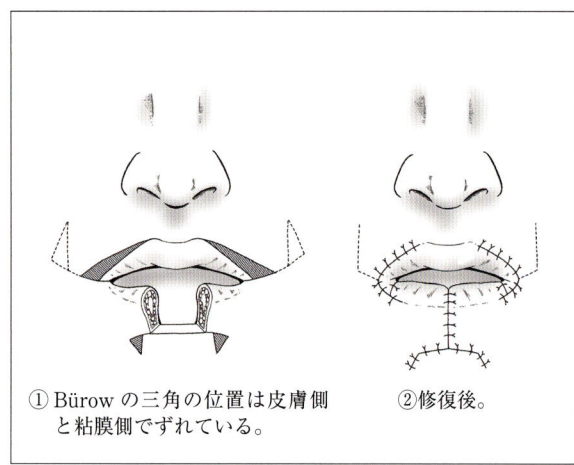

図16 Meyer法による下口唇再建
① Bürowの三角の位置は皮膚側と粘膜側でずれている。
② 修復後。

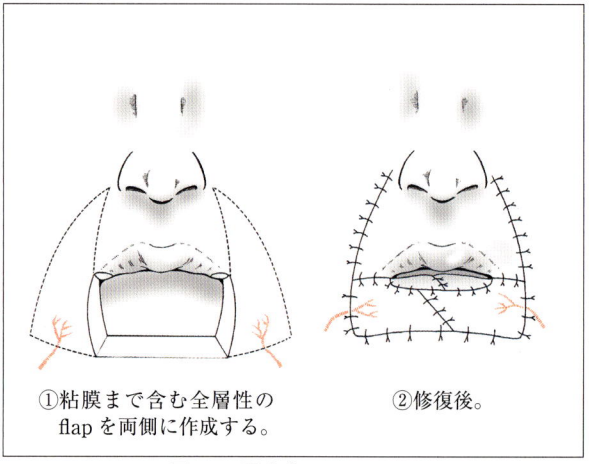

図17 冨士森 gate flap
① 粘膜まで含む全層性のflapを両側に作成する。
② 修復後。

6 Tongue flap

　赤唇や口腔粘膜の欠損の修復に用いる。難治性の口蓋瘻孔の閉鎖にも適応がある。基本的にtongue flapは下床の筋肉から粘膜に向けて上昇するperforating vesselsを血行茎とした粘膜（筋）弁である。必要な解剖について述べる。

【解　剖】

　舌は可動性に富む筋肉を粘膜が包む構造である。
　大きく2つの部位に分かれる。非可動部の舌根部と舌可動部である。
　舌可動部はさらに舌体部と舌尖に分かれる。中央の縫線（正中溝）で左右対称の2部位に分かれる。また舌粘膜表面は舌尖、舌背、舌縁、舌下面に分けられる。

　舌根部は舌動脈で栄養され、ここでは横行枝を発する。舌可動部は舌動脈終末枝（renine artery）で栄養される。終末枝は10本以上の枝を有する。舌尖部では、両側の舌動脈終末枝が密に吻合してネットワークを形成している（**図18**）。
　以上の血管走行を考慮すると、舌根部では横行枝を茎とするtransverse flapが安全である。舌体部では長軸方向のflap（longitudinal flap）が好ましく、舌尖では長軸方向のflapと、transverse flapやbipedicled flapの作製が可能である。
　口唇の再建には、舌縁または舌下面の粘膜がtextureのうえで好ましい。
　上口唇の再建では舌下面に茎をもつ舌尖部ないし舌縁部のflapで修復する（**図19**）。
　下口唇は舌背に茎を有する舌尖、舌縁のflapを用いる（**図20, Ⅶ-2図11**）[19]。

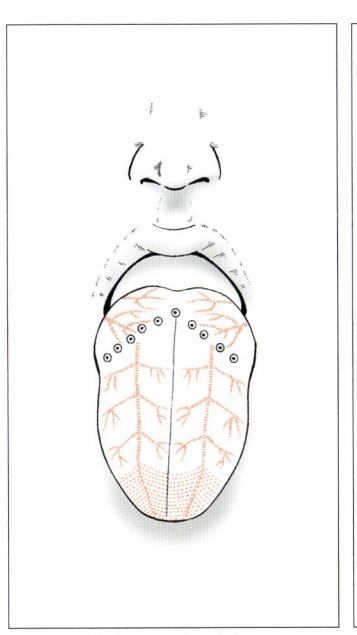

図18　舌の血行

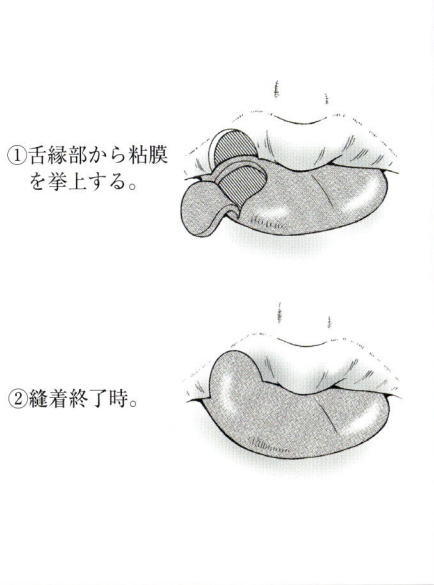

図19　Tongue flapによる上口唇赤唇の再建
舌下面側有茎の舌縁部 flap による上口唇再建。

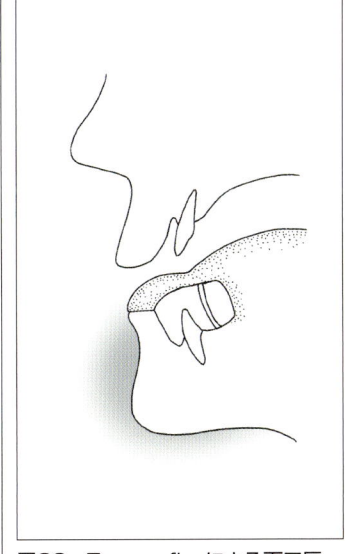

図20　Tongue flapによる下口唇赤唇の再建
舌背側有茎の舌縁部 flap による下口唇再建。

7 Deltopectoral flap

　頭頸部再建に用いる有茎皮弁としては画期的に遠隔から大きな皮弁が移植可能であったため、Bakamjianの発表後、盛んに用いられた。しかしfree flap導入以降は、むしろ初回手術での好まざる結果に対してrecoveryの目的で用いられることが多くなっている。

　内胸動脈からのperforatorが傍胸骨の皮膚に穿通して、前胸部（pectoral zone）を栄養する。一方、胸肩峰動脈も皮膚に穿通して三角筋部（deltoid zone）を栄養する。両領域は皮下血管網のレベルで疎に吻合しているが、傍胸骨部を茎として皮弁を挙上する場合、deltoid zoneの血行は不確かである。安全を考えれば、delay操作が必要である（**図21**）。

　頭頸部の遠隔に移植するには、皮弁のうち最も血行の不安定な（random pattern）の領域を移植することになる。このことが頭頸部再建の主役の座をfree flapに取って代わられた理由であろう。しかし腋窩までの長さの皮弁ならaxial patternであり、距離に無理のない頸部への移植には十分に適応がある。

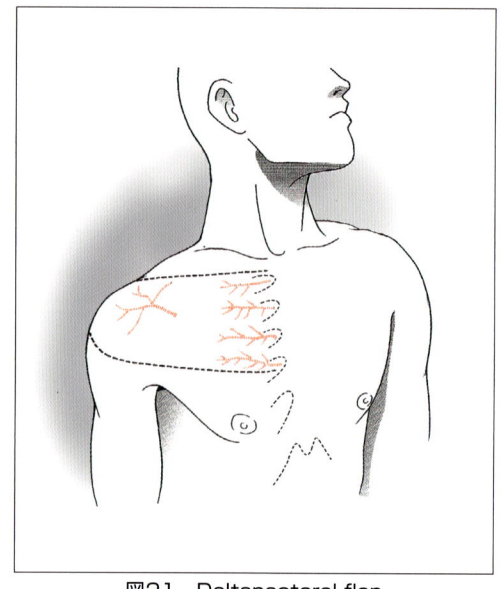

図21　Deltopectoral flap
皮弁遠位の三角筋部の移植はdelayを置くのが望ましい。皮弁採取部の閉鎖には通常植皮が必要である。

8 Flaps for finger tip reconstruction

指尖部の新鮮な皮膚欠損創の治療法としては、骨露出がなければ、wet dressing による保存療法が第1選択である。明らかな骨露出を伴う場合には以下に示す皮弁を選択して被覆を行う。

■ Kutler法（Lateral V-Y flap）

指尖部の横切断で骨露出がある場合が適応となる。創近接の指両側面からのV-Y advancement flapである（図22）[20]。

■ Volar V-Y flap

指腹側の単独V-Y advancement flapである（図23）。皮膚のみに切開を加え、皮下剥離は三角皮弁の可動が得られる程度に鈍的に行うのがよい。手術創はDIP関節の皺を越えないよう、指末節内で収める[21]。

■ Volar advancement flap

指腹側の皮膚欠損に適応がある。指両側面のmidlateralを切開線として、digital neurovascular bundle を茎とする指腹のflapを挙上して、遠位にむけて前進させる advancement flap である（図24）[22]。

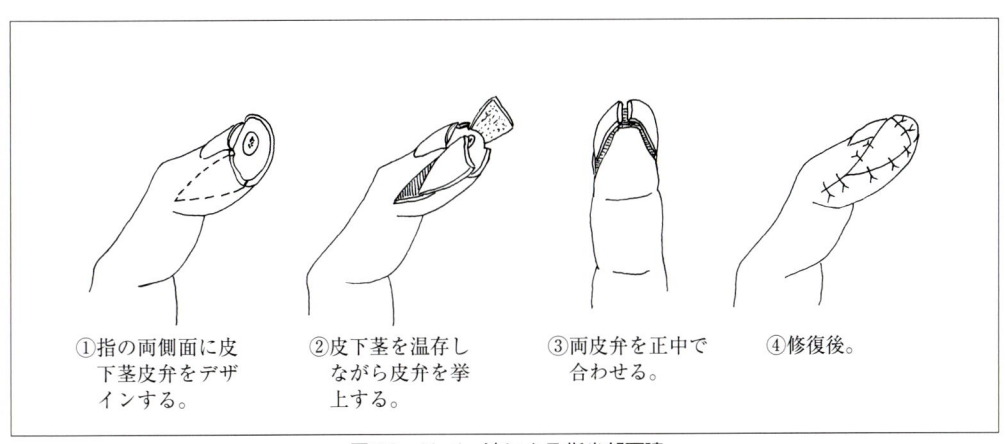

①指の両側面に皮下茎皮弁をデザインする。　②皮下茎を温存しながら皮弁を挙上する。　③両皮弁を正中で合わせる。　④修復後。

図22　Kutler法による指尖部再建

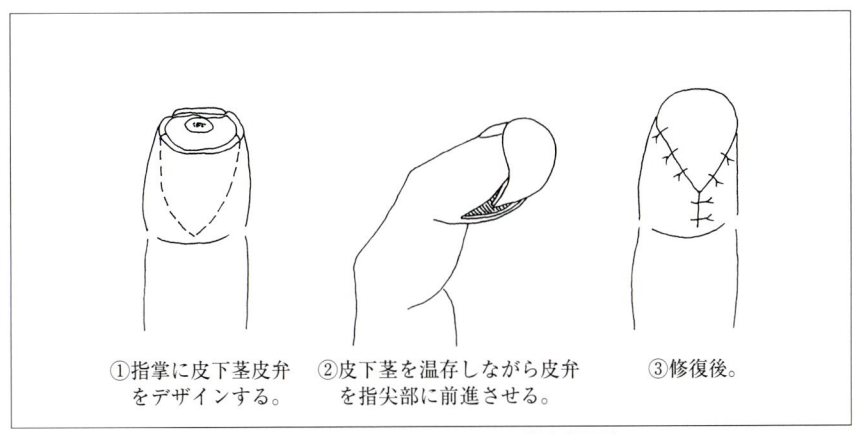

①指掌に皮下茎皮弁をデザインする。　②皮下茎を温存しながら皮弁を指尖部に前進させる。　③修復後。

図23　Volar V-Y flapによる指尖部再建

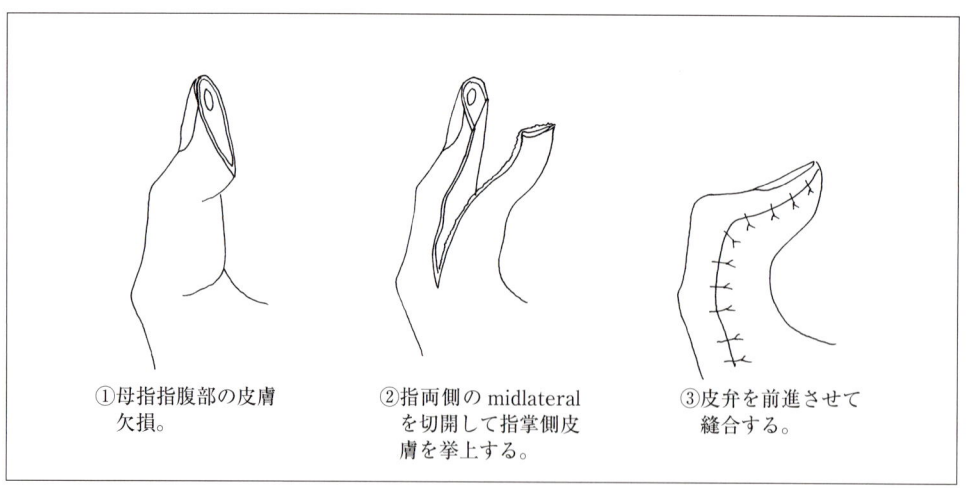

図24　Volar advancement flapによる母指先端指腹部の再建

①母指指腹部の皮膚欠損。
②指両側のmidlateralを切開して指掌側皮膚を挙上する。
③皮弁を前進させて縫合する。

■ Thenar flap

　示指、中指、環指の指尖部指腹側の皮膚欠損に適応がある。これらの指の創面が母指球に接触できる程度に屈曲可能であることが条件となる。母指球に有茎の皮弁を作製する。指尖のパルプの再建が必要なら、皮下脂肪を付けて皮弁を挙上する[23]。2～3週後に皮弁を切離する。皮弁採取部は通常、一次閉鎖が可能である（図25, 26）。

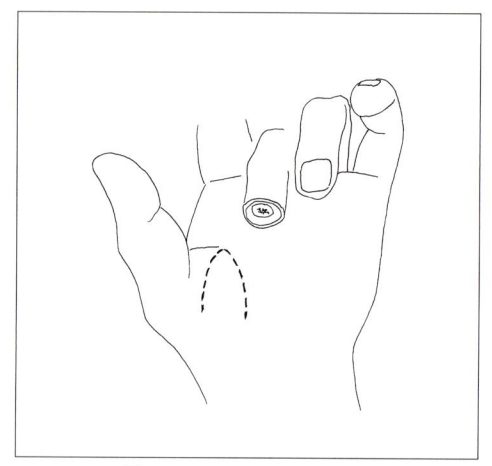

図25　Thener flapの作図

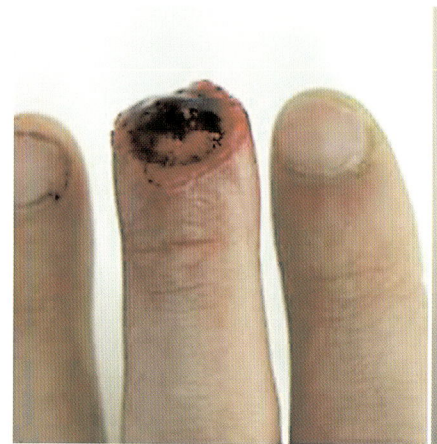

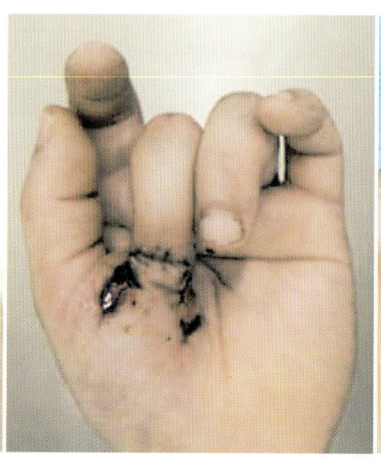

(a) 中指指尖部の皮膚欠損。
(b) 中指を屈曲させて母指球部に作製した皮弁と縫合する。
(c) 術後12カ月。

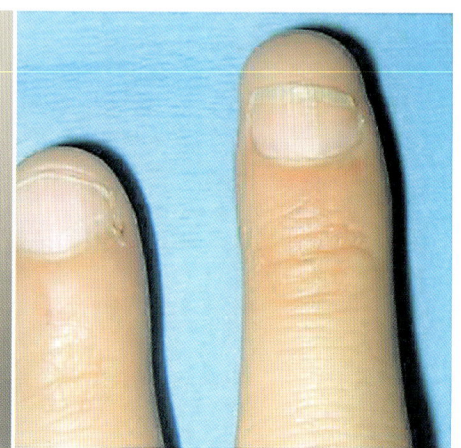

図26　Thenar flap

9 Cross leg flap

　Free flapの概念以前の歴史的遠隔皮弁である。著明な瘢痕などのため患肢内でのflapによる修復が困難な場合に適応がある。しかし、一定の体位を長期に取らざるを得ず、患者には相当な苦痛を与えることになる。特に年長者への適用には注意を要する。他に方法がない場合の最後の手段として選択すべきflapである。

　Random pattern flapもcross leg flapとして用いることは可能であるが、axial patternもしくはperforator flapの方が望ましい。

　下肢でもcutaneous perforatorを血管茎に利用すれば大きな穿通枝皮弁を安全に挙上できる[24]。両下肢の連結期間が3週間以上になることを念頭に、創と皮弁の位置関係から、苦痛の少ない体位で移植できるflapを選択すべきである（**図27**）。

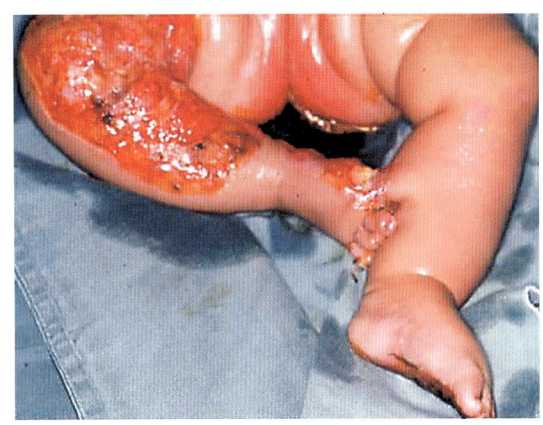

図27　Cross leg flap

―― 引用文献 ――

1) Converse JM: Clinical applications of the scalping flap in reconstruction of the nose. Plast Reconstr Surg 43: 247-259, 1969

2) Barton Jr FE, Byrd HS: Acquired deformities of the nose. Mccarthy Plastic Surgery vol.3, 1925-2008, Saunders, Philadelphia, 1990

3) Washio H: Retroauricular-temporal flap. Plast Reconstr Surg 43: 162-166, 1969

4) Zhou LY, Hu QY: Median forehead island skin flap for the correction of severely collapsed nose. Ann Plast Surg 22: 516-522, 1989

5) 小林誠一郎、本田孝之、柏　克彦：外鼻の支持構造と裏打ちの再建. 形成外科 46: 909-915, 2003

6) Millard Jr DR: Midline forehead skin flap (Seagull flap). Grabb's Encyclopedia of flaps. vol.1, pp187-188, Little Brown, Boston, 1990

7) Mutaf M, Ustuner ET, Celebioglu S, et al: Tissue expansion-assisted prefabrication of the forehead flap for nasal reconstruction. Ann Plast Surg 34: 478-484, 1995

8) Mustarde JC: Repair and reconstruction in the orbital region (3rd ed), pp153-179, Churchill Livingstone, Edinburgh, 1991

9) Mustarde JC: Repair and reconstruction in the orbital region (3rd ed), pp206-218, Churchill Livingstone, Edinburgh, 1991

10) 小川　豊：顔面の皮弁―大きな皮下茎皮弁―. 形成外科 44: 13-19, 2001

11) Goldstein MH: The elastic flap for lip repair. Plast Reconstr Surg 85: 446-452, 1990

12) Yokoo S, Tahara S, Tsuji Y, et al: Functional and aesthetic reconstruction of full-thickness cheek, oral commissure and vermilion. J Craniomaxillofac Surg 29: 344-350, 2001

13) Webster J: Crescentic peri-alar cheek exision for upper lip flaps. Plast Reconstr Surg 16: 434-464, 1955

14) Burget GC, Menick FJ: Aesthetic restoration of one-half the upper lip. Plast Reconstr Surg 78: 583-593, 1986

15) Barry MZ: Deformity of the lips and cheeks. Mccarthy Plastic Surgery vol.3 pp2009-2055, Saunders, Philadelphia, 1990

16) Wester RC, Coffey RJ, Kelleher RE: Total and partial reconstruction of the lower lip with innervated musclebearing flaps. Plast Reconstr Surg 25: 360-371, 1960

17) Meyer R, Abul Failat AS: New concepts in lower lip reconstruction. Head Neck Surg 4: 240-245, 1982

18) Fujimori R: "Gate flap" for the total reconstruction of the lower lip. Br J Plast Surg 33: 340-345, 1980

19) Guerrerosantos J: Tongue mucosal and musculomucosal flap for lip reconstruction. Grabb's Encyclopedia of flaps. vol.1, pp679-685, Little Brown, Boston, 1990

20) Kutler W: A new method for finger tip amputation. JAMA 133: 29, 1947

21) Atasoy E, Ioakimidis E, Kasdan ML, et al: Reconstruction of the amputated finger tip with a triangular volar flap; A new surgical procedure. J Bone Joint Surg Am 52: 921-926, 1970

22) O'Brien B: Neurovascular island pedicle flaps for terminal amputations and digital scars. Br J Plast Surg 21: 258-261, 1968

23) Miller AJ: Single finger tip injuries treated by thenar flap. Hand 6: 311-314, 1974

24) Taylor GI, Palmer JH: The vascular territories (angiosomes) of the body; Experimental study and clinical applications. Br J Plast Surg 40: 113-141, 1987

VI章

ティッシュエキスパンジョン法

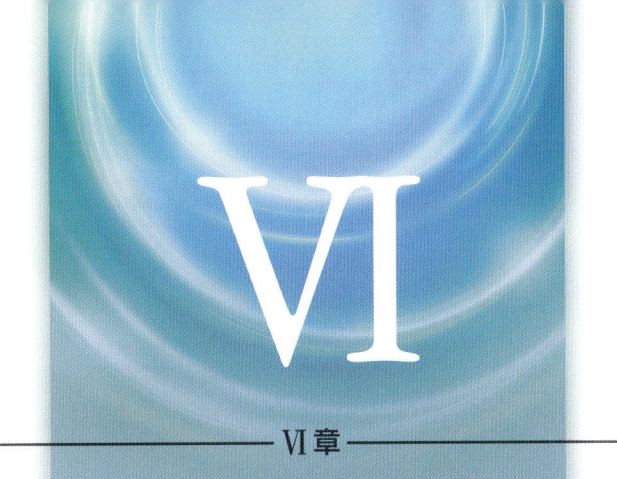

ティッシュエキスパンジョン法は皮膚を拡大伸展して補充する手法である。
適応を選択し計画性のある手術を行えば、
他の手段では得られないほどの劇的な成果を上げることもできる一方で
トラブルを生じる確率も決して低くはない手技である。
本章ではこの手技を実際に行う際の重要ポイントを
わかりやすく解説する。

1 概念と分類

【概　念】

しぼんだ状態の風船や袋を皮下に挿入しそれに液体や気体を注入して膨らませ皮膚の拡大伸展を図る手技をティッシュエキスパンジョン法（以下TE法）という。

文献的には1957年のNeumannの報告が最初であるが、その報告は注目されることなく約20年後の1970年代後半になってRadvan、Austadらの報告によって日の目を見ることになった。

【分　類】

本来皮膚の不足を補う方法には、大きく分けて皮弁術と遊離植皮術とがある。

TE法も皮膚の不足を補う手段の一つではあるが必ずしも皮弁術や植皮術と並列のものではない。乳房再建術などにおいて使用するTE法は別として、スキンサージャリーにおけるTE法はそれのみで本来の目的を完結する手術ではなく、その後の皮膚移動術の施行を前提とし準備段階で行われる手術である。すなわちTE法は、皮膚の不足部位に皮膚を移動させるのではなく皮膚面積の絶対量を増加させる効果を持ち、それを材料としてその後に行われる皮弁術（稀に植皮術）による皮膚の移動ではじめて治療が完結するわけである。

ところでTE法によって増加する皮膚面積はエキスパンジョン完了後の皮膚面積と術前の皮膚面積との差から容易に計算できるように思えるが、現実には周囲皮膚の動員や元来の皮膚の弾力性などによる見せかけの増加が含まれているので実際の増加量は計算で出る数字ほど大きくはない。

TE法は伸展期間により、数週間～数カ月をかける通常のTE法のほか、術中のみに伸展を行う術中TE法、術後短期間で伸展を図る亜急速TE法、間歇的な注入の代わりに持続的な注入で伸展をはかる持続注入TE法などに分類することができる。本書では特に断らない限りは通常のTE法について述べる。

またTE法はインジェクションポートを置く位置により、体内に埋め込むinterior valve法と体外に置くexterior valve法（図1）とに分けることもできる。

2 エキスパンダー（組織拡張器）

現在日本で一般に用いられる既製のエキスパンダーは数社から販売されている。シリコン製でバッグ部とインジェクションポート（以下ポート）部からなり、両部それぞれから出るチューブを金属製のコネクターで連結する仕組みとなっている（図2）。

既製のバッグ部の形状や容量にはさまざまなものがありそれぞれの手術に応じて選択するが、既製のバッグでふさわしいものがなければ特別の形状のものを発注する場合もある。なお、術中TE法においては尿道カテーテルのバルーンなどをエキスパンダーとして用いてもよい。

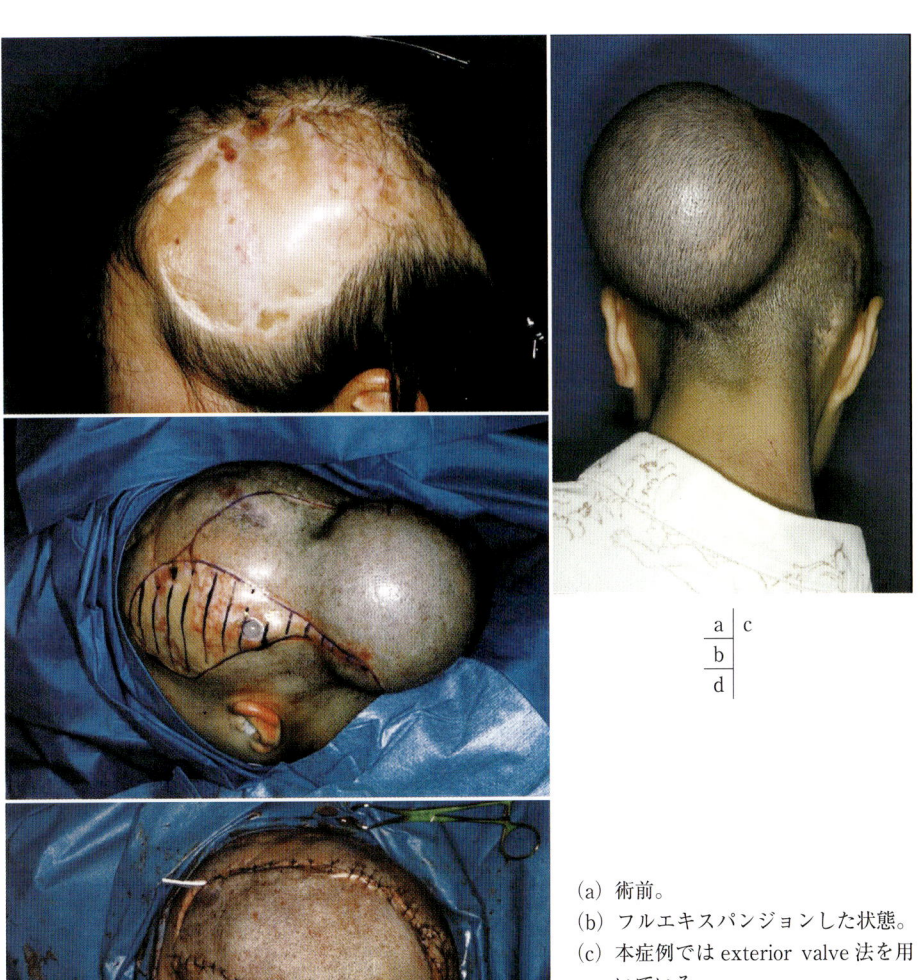

Ⅵ. ティッシュエキスパンジョン法

a	c
b	
d	

(a) 術前。
(b) フルエキスパンジョンした状態。
(c) 本症例では exterior valve 法を用いている。
(d) 第2回目手術直後。

図1　側頭部脱毛の治療
　左側頭部の皮膚欠損に植皮された例で無毛部の切除を希望して来院した。TE法の最もよい適応であるが、植皮部周囲にはいくつかの線状瘢痕も存在するので、フルエキスパンジョン（b）後にどのようなデザインの皮弁を起こすかを前もって十分考慮してエキスパンダーを挿入する必要がある。バッグは帽状腱膜下に挿入した。

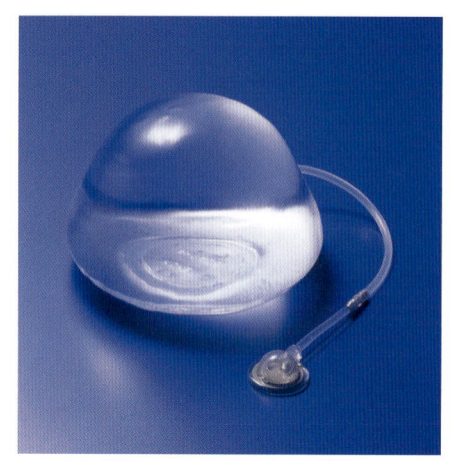

図2 エキスパンダーの構造
バッグ部とインジェクションポート部からなり、両部それぞれから出るチューブを望ましい長さに切ったのち金属製のコネクターで連結して用いる。このバッグ（高研社製）はラウンドタイプであるがバッグ部はさまざまな大きさや形のものがある。この写真はフルエキスパンジョンの状態である。

3 適応

　本法は皮膚欠損がすでに存在している症例に対してではなく、現在皮膚の欠損はないが今後の手術で皮膚欠損が生じる予定の症例に対して用いることが多い。すなわち、瘢痕や母斑や良性腫瘍などを切除したいが、ただちに単純縫合したり局所皮弁で修復することは困難と判断されるような症例で、かつ植皮で被覆するのは避けたい場合に、病変の切除に先立って皮膚の拡大増量をはかる目的で行われる。

【部位】

　TE法は全身どこの皮膚に対しても用いることは可能であるが、四肢、特に下肢での使用では比較的合併症の発生が多い。一方、頭部での使用は有用である。頭部では凸型の頭蓋骨の存在により効率的に皮膚が伸展されること、また帽状腱膜下層への挿入により合併症が少ないこと、有毛皮膚で皮膚欠損を覆えることなどさまざまな利点がある（図1）。

【患者の選択】

　本法は2回の手術の間に継続してバッグの伸展を図る必要があり、またその伸展にある程度の痛みを伴うことが多いので患者の協力が得られない例では治療計画の継続に困難を生じることがある。したがって小児や痴呆症状のある老人などへの適応は制限される。
　また本法は、合併症についてはもちろん、治療期間が長いこと、治療期間中の変形が目立つことなどについて十分にインフォームドコンセントを得たうえで施行しなければならない。

4 エキスパンダーの選択と挿入手術

【エキスパンダーの選択】

　生じる予定の皮膚欠損の大きさ・形などからどの位置にどのようなエキスパンダーを挿入すれば第2回目手術で皮膚欠損を安全確実に閉鎖できるかをシミュレーションすることが重要であり、第2回目手術のデザインを思い浮かべてそのデザインに無理がないかどうかを十分検討する必要がある。場合によっては複数個のエキスパンダーの挿入を計画しなければならない場合もある（図3, 4）。

　なお、先にも述べたようにTE法による皮膚面積の増加には見せかけの増加がかなり含まれているのでそれを考慮してかなり多めに増加する計画を立てる。

【挿入手術】

　エキスパンダーの選択が決まればエキスパンダーを入れるための切開線と挿入する層とを決める。

切開線

　バッグ伸展中に創の哆開を起こさないためにバッグの埋め込み予定位置から離れた場所で、かつ哆開が起こりにくい向きに置くのがよい。また整容的な面から言えば当然この切開線による瘢痕は第2回目手術で切除されるのが望ましい。以上を満足させる切開線は、埋め込み予定のバッグの中心付近から病変部方向に引いた直線上で病変部内にある線分である（図5）。

バッグを挿入する層

　皮膚壊死やバッグの露出など合併症の点から言えば、より深い層が望ましいので、四肢や躯幹では皮下脂肪層の直下（筋層直上）に挿入するのが通常であり、頭部では帽状腱膜下層への挿入が一般的である。しかし、神経や血管の走行と第2回目手術の切開線などを考慮して、やむを得ず浅い層に挿入せざるを得ない場合も少なくない（図4）。

ポートとチューブの扱い

　これらを埋め込む際には、移動したり裏返ったりすることのないようにしておくこと、皮膚に近い浅めの層に入れるようにすることの2点が重要である。バッグを入れる層とポートを入れる層が同じである必要はまったくない。

　チューブはあまり緩まないように切って長さを調節する。術中にいちどバッグを膨らませてバッグが膨らむ時にチューブが折れたりしないかなどを確かめるのがよい。

　ポートを体外に出しておく場合は、あまり問題ない。

血腫の予防と手術終了時

　剥離部の止血を丹念に行い、ペンローズドレーンなどを挿入して血腫を予防する。

　手術終了時には皮膚にあまり緊張がかからない程度までバッグに生理的食塩水を注入しておく。

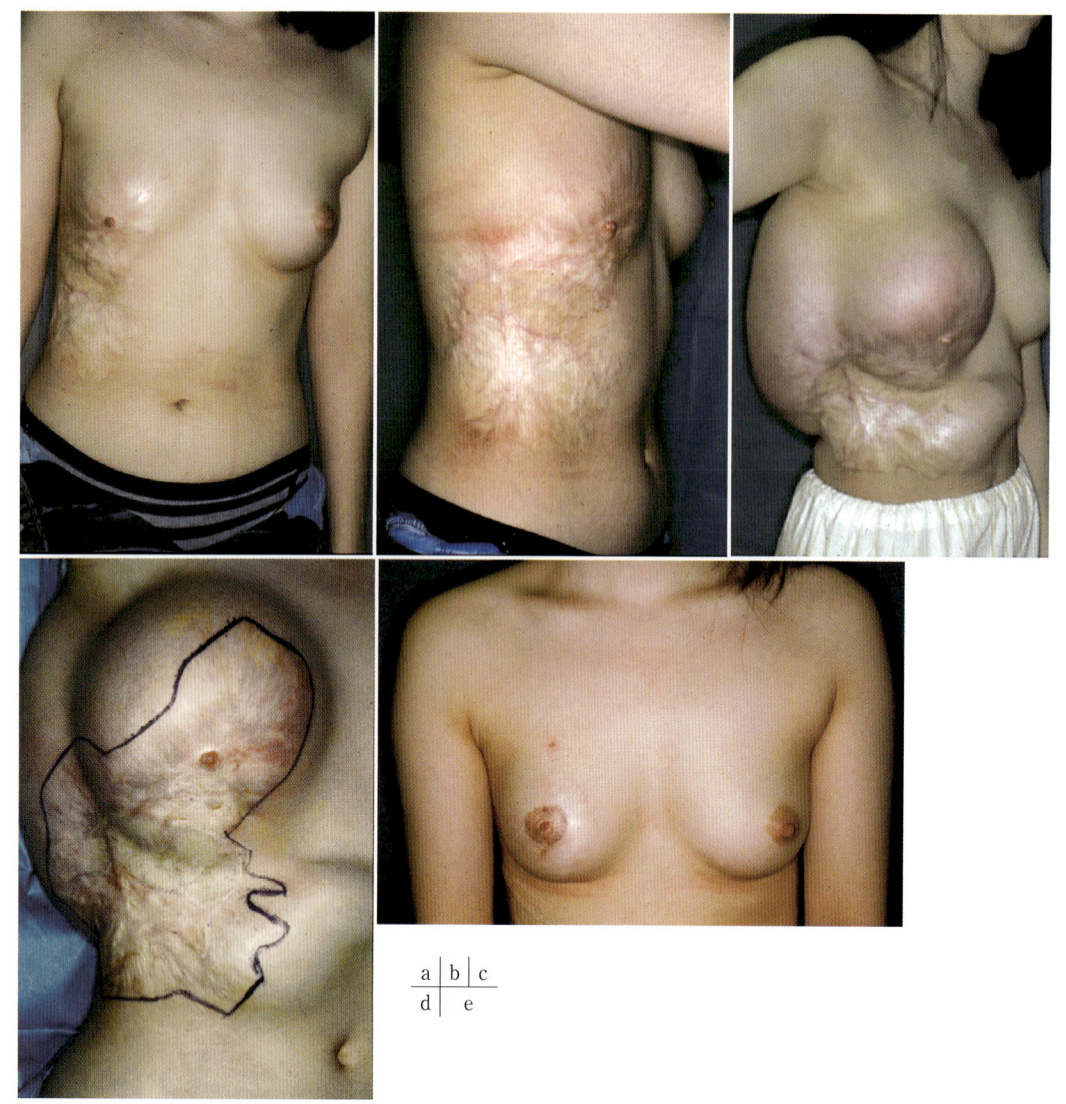

(a, b) 術前。前胸部から側胸部にかけての熱傷後瘢痕。受傷後10年以上。
(c) フルエキスパンジョンの状態。
(d) 瘢痕の切除範囲。ただし、乳腺乳頭部は温存。
(e) 術後2年。

図3 躯幹部の瘢痕に対する治療

　一部には拘縮除去全層植皮をされている。瘢痕の場合、皮膚の欠損量が見かけより遥かに大きいことを考慮して手術計画を立てる必要がある。背部、乳房部、腹部の計3カ所にエキスパンダーを挿入した。乳房部では乳腺下、他の2カ所は皮下の層に挿入した。第2回手術時（d）、乳腺乳頭は温存し、その後、乳輪は刺青で作成した。

Ⅵ．ティッシュエキスパンジョン法

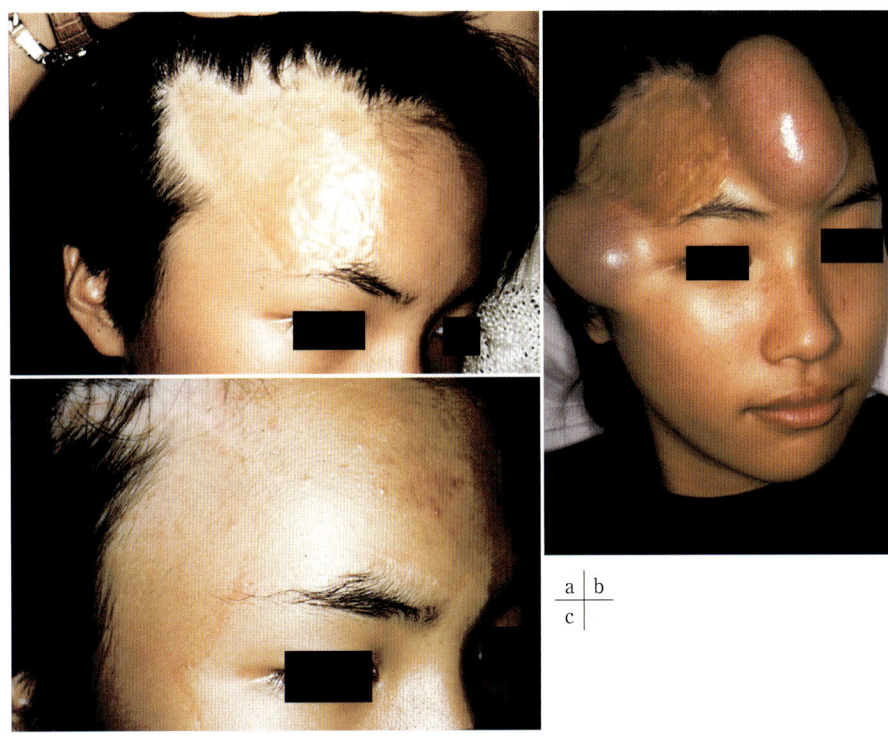

(a) 術前。額部に分層植皮がされている。
(b) フルエキスパンジョン時。エキスパンダーは次回手術時の切開線を考慮して前頭筋上に挿入されている。
(c) 第2回手術後1年。

図4　額部の瘢痕に対する治療

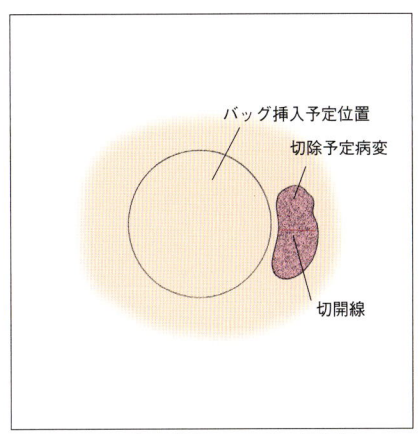

図5　バッグ挿入のための切開線
　エキスパンダーを挿入するときの切開線は、後の手術で切除する病変内でエキスパンジョン中にテンションがかからない向きに置く。

5 注入・2回目手術とその合併症

【注入】

生理的食塩水を用いる。

太い注射針でインジェクションバルブを刺すと刺入孔からの漏れを生じることがあるので針は25ゲージ程度の細めのものを用いるのがよい。

注射針をポートのドームの頂上から底板に向かって垂直に刺入し針先を底板にあてたのち注入を開始する。バッグを膨らますことによって何らかの合併症を生じる恐れがなければ術後早々に注入を開始しても構わない。場合によっては注入を早く始めた方が合併症の予防になる場合も考えられる。例えばバッグの周囲に血腫が生じているような場合にまだドレーンが利いていればバッグの膨張によって血腫を排出できる。

またバッグにできた角が皮膚を内側から押している場合、バッグを膨らますことによって角をなくすことができる。

注入の頻度、1回の注入量には必ずしも決まったものはないが、著者の施設では外来通院では1週間に2～3回程度、入院では3～7回程度の注入を行うことが多い。1回の注入量は局所の皮膚の色や疼痛の有無などにより加減する。

注入によって強い疼痛を訴えたりバッグを覆う皮膚の一部が蒼白になったりしてしばらくしてもその状態が続くようであれば、それらの症状が改善する程度にポートから生理的食塩水を抜く。

【第2回目の手術】

全注入予定量を注入し終えた後に行う。

注入終了後に手術までの期間を長く置けば置くほど皮膚面積の見せかけの増加が真の増加に変化していくので、皮膚面積の不足の恐れがある場合には第2回目の手術は遅めにする方がよいし、場合によってはフルエキスパンジョンを超えてオーバーエキスパンジョンしておくのもよい。エキスパンダーは本来のフルエキスパンジョンの量をかなりオーバーして注入できる強度を有している。

十分な皮膚の拡大伸展が得られたら、第2回目手術でエキスパンダーの除去と病変切除、および生じた皮膚欠損の被覆を図るが、その際バッグ周囲に形成されている線維性被膜は除去しないのを原則とする。被膜の除去は薄く伸展された皮膚血行に悪影響を与える可能性がある。

【合併症】

●**皮膚壊死**

もともと血行がよくない場所でエキスパンダーを使用した場合や、バッグの挿入層が浅すぎる場合、伸展が過剰であったり速すぎたりした場合などに生じる。皮膚壊死は重大な合併症であり、多くの場合エキスパンダーの取出しと治療計画の変更を迫られることになる。

●**露出**

皮膚壊死に引き続いて生じる場合が多いが、フルエキスパンジョン状態でないバッグに角状の突出部を生じてその角が露出してくる場合もある。いずれにせよ挿入層が浅い場合に起こりやすい。

●**感染**

バッグ周囲に生じた血腫を培地として細菌が繁殖することで生じることが多いと思われる。この場合エキスパンダーの抜去を余儀なくされることもあるが、ドレナージをうまく効かせながらフルエキスパンジョンまで持ち堪えることができる場合も少なくない。

●注入困難

チューブの折れ曲がりやポートのバッグ下へのもぐりこみなどが原因となる。用手的にそれらの障害を除去できなければエキスパンジョンをあきらめるか、これらの障害を除去するための再手術を余儀なくされる。

●その他

伸展拡大中の局所疼痛はほとんどの症例で大なり小なり認められる。

また伸展皮膚に妊娠線様の皮膚線条を生じる場合もあり、軽度の合併症の一つと言えよう。

VII章

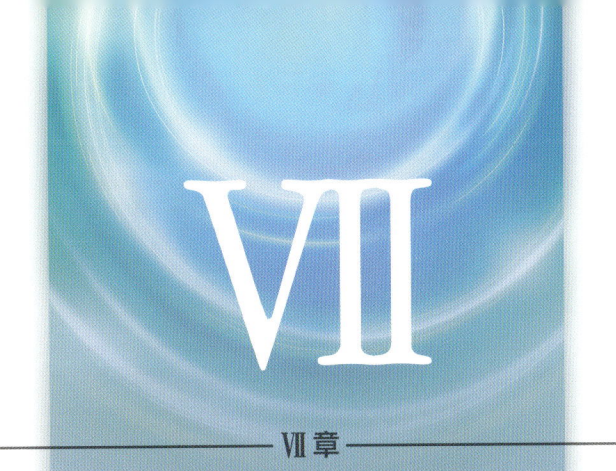

各種の皮膚外科疾患の治療法

スキンサージャリーにおける各種の基本手技を
I～VI章で解説してきたが、本章では
実際の診療でしばしば遭遇する日常的な疾患の治療について解説する。
I～VI章で紹介した手技を応用し、
また時には疾患に特異的な治療法についても詳述する。

VII-1. 主な皮膚良性腫瘍の切除・摘出法

1 粉瘤

【概念】

日常の外来診療で遭遇することの最も多い皮膚良性腫瘍の一つである。

●発生機序

皮脂腺管の閉塞のために生じた貯留囊胞で、病理組織学的には表皮囊腫と毛包囊腫（外毛根鞘性囊腫）を含むとされている。また、外傷が原因となって、表皮細胞が真皮内や皮下に埋入されることによって生じることもある。

●好発部位

皮脂腺のある部位に好発するが、特に顔面、頭部、耳介後部、頸部、背部、臀部、腋窩に多い。

●好発年齢

20歳代の若年者にも発生するが、中年以降に多い傾向がある。男女比については男性に多く、およそ2:1の割合である。

●症状

囊胞壁は扁平上皮で覆われ、内容は浸軟化した角質で悪臭を放ち、その外観が泥状・粥状であることからアテロームと呼ばれている。腫瘤は被覆皮膚と部分的に癒着し、多くの場合、その頂点に皮脂排泄口に一致して黒点（黒色面皰）を認めるのが特徴である（図1）。大きさは米粒大から大きなものでは手拳大の腫瘤をみることもある。

しばしば排泄口を通して内腔に細菌感染を起こし、発赤、腫脹、疼痛などの局所の炎症症状を来

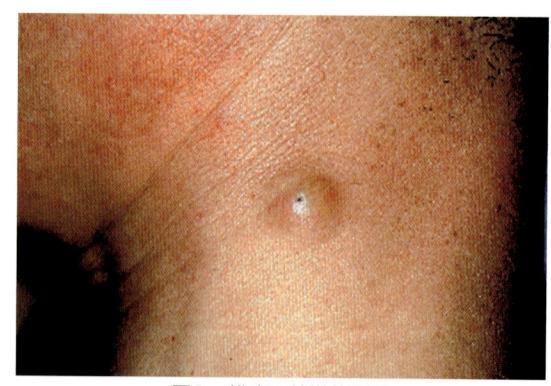

図1　粉瘤の特徴的所見
腫瘤の頂点に皮脂排泄口に一致して黒点（黒色面皰）を認める。

すことがある。また、外圧の影響で囊胞壁が破れて、内容物が周囲組織内に広がり広範囲の炎症を来たすこともある。まれではあるが粉瘤の囊胞壁から扁平上皮癌などの悪性腫瘍を生じることがある。したがって、摘出した標本は病理組織学的検査を行う方が望ましい。

【治療】

■ 炎症を伴わないもの

排泄口部を含めた皮膚および囊胞壁を含めて完全摘出を行うのが原則である。排泄口を含めた内容物を含む囊胞全摘術と圧出くりぬき法がある。

●通常行われる全摘術

囊胞壁と癒着した皮膚と排泄口を含めて必要最小限に紡錘形の切開線をデザインする。切開線の長さは囊胞の直径ぶんあれば十分であるが、dog earを生じるようであれば延長する。

手順

①切開線はできるだけ皮膚割線に沿うようにし、

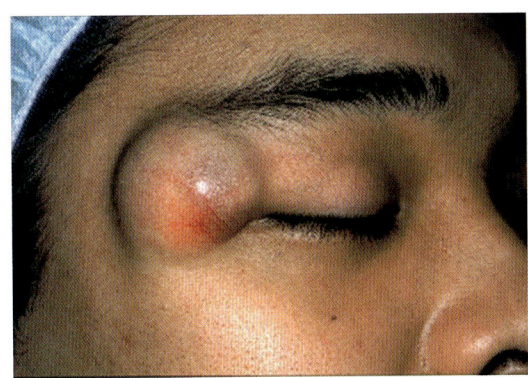

Ⅶ. 各種の皮膚外科疾患の治療法

(a) 術前。　　　　　　　　　　　　　　　　　(b) 摘出した粉瘤。

図2　粉瘤：症例1

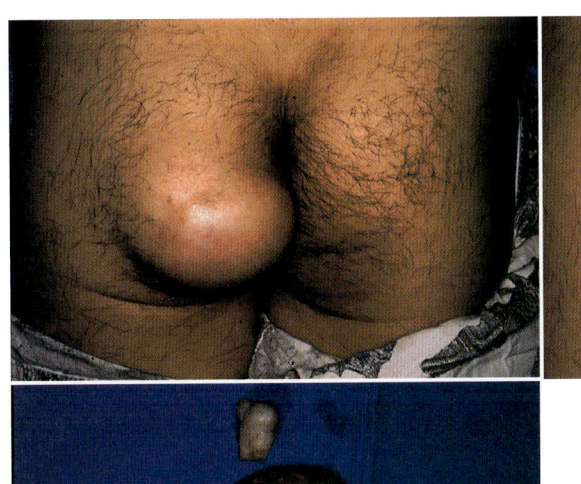

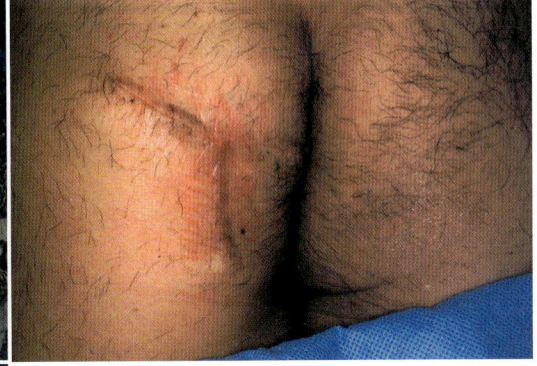

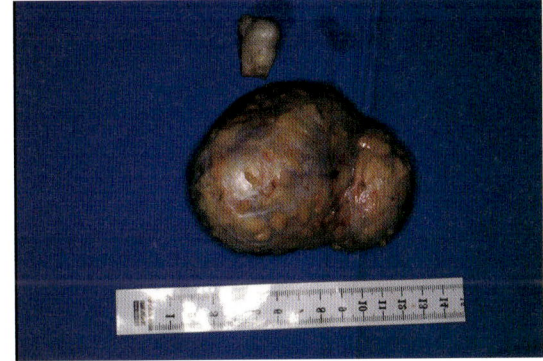

a	c
b	

(a) 術前。臀部の巨大な粉瘤。
(b) 摘出した粉瘤。
(c) 摘出後の縫合創。術後3カ月。

図3　粉瘤：症例2

術後の縫合創が皮膚割線に一致するように考慮する。

②デザイン通りに切開を加えるが囊胞壁まで切り込まないように注意する。囊胞壁が皮膚と癒着している部分は真皮中層までの切開とし、紡錘形皮膚両端の癒着していない部位は脂肪組織まで切り込む。

③両端の皮膚をモスキートで把持し、軽く挙上しながら剥離剪刀で脂肪層を剥離し囊胞壁を確認する。

④囊胞壁の表面を剥離剪刀で滑らせるように鋭的に剥離し、余分な組織を付けないように囊胞のみを摘出する（図2, 3）。もし途中で誤って囊胞壁を損傷して内容物が漏れ出した場合は、内

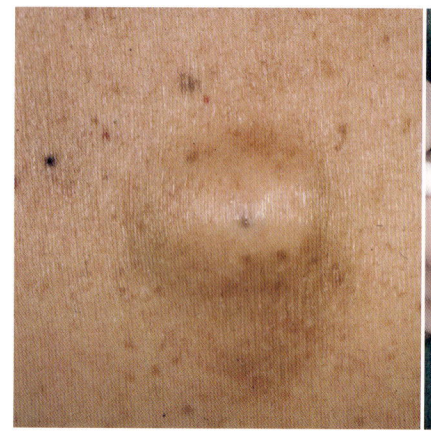

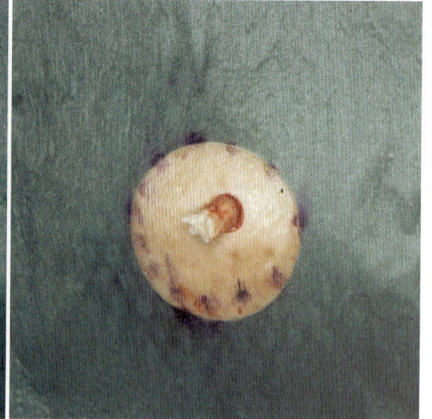

Ⅶ. 各種の皮膚外科疾患の治療法

①術前。
②排泄口を含む囊胞壁と癒着した皮膚部分を皮膚トレパンでくり抜く。
③開口部から内容物を圧出する。
④圧出された内容物（角質や皮脂を含む）。
⑤開口部から肉眼的に囊胞内腔を確認し、その囊胞壁断端をモスキートで把持しながら引き出して除去する。
⑥除去された囊胞壁。

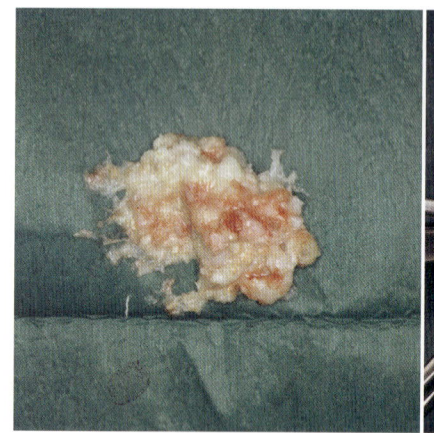

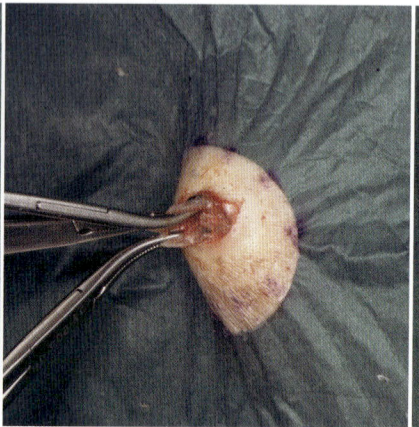

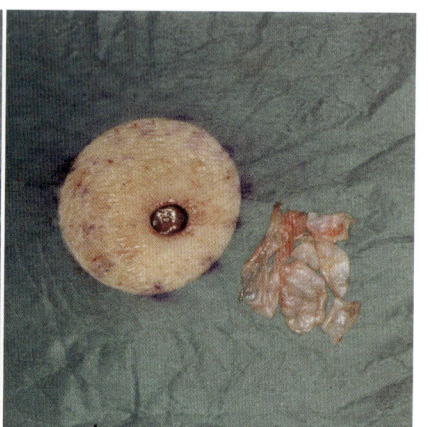

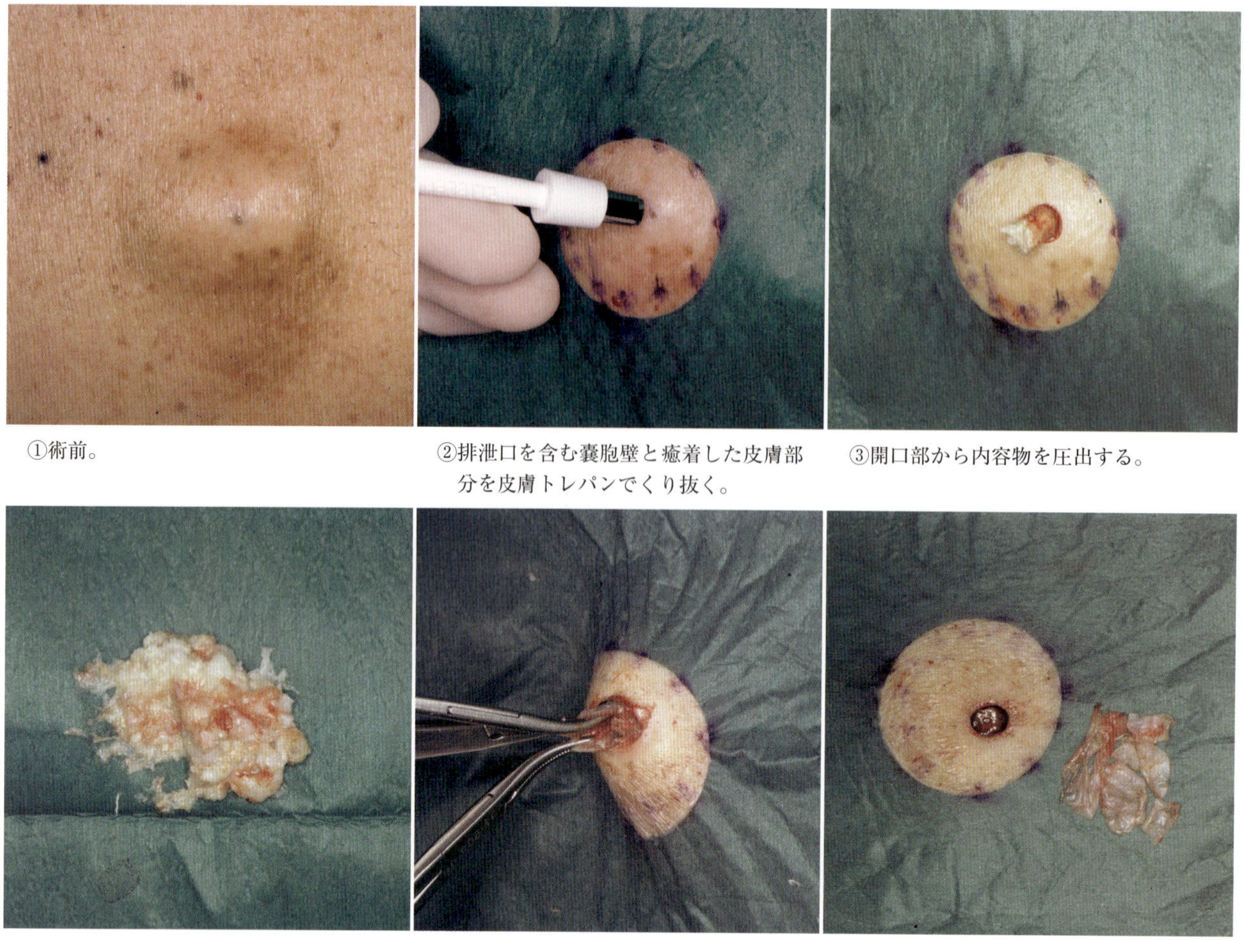

図4．粉瘤の圧出くりぬき法による治療

容物を圧出してすべて取り出し、肉眼的に囊胞壁を内腔から確認しながら取り残しのないように全摘する。
⑤全摘した後は生理食塩水で十分に洗浄し、漏れ出した角質が残らないように注意する。摘出した後は死腔を残さないように縫合する必要があるが、通常は真皮縫合と皮膚縫合のみで十分である。

●圧出くりぬき法
手順

①まず排泄口を含む囊胞壁と癒着した皮膚部分を皮膚トレパン（3〜6mm）でくりぬいて、内容物を圧出する。
②その開口部から肉眼的に囊胞内壁を確認し、その囊胞壁断端をモスキートで把持しながら引き出して除去する。
③囊胞壁を取り残さないように注意し、摘出後は生理食塩水で内腔を洗浄する。
④創部はそのまま放置し二次治癒させてもよいし、1針か2針縫合してもよい（**図4**）。

Ⅶ. 各種の皮膚外科疾患の治療法

■ 炎症を伴うもの（図5）

波動を触れる腫瘤直上で皮膚割線に沿って切開、排膿する。その後、生理食塩水で洗浄し、開口部が自然に癒合しないように小ガーゼやドレーンを挿入し、上からガーゼを貼付する。抗菌薬と、必要に応じて鎮痛薬を投与する。毎日ガーゼを交換し、炎症が治まり、開口部からの排膿がなくなれば小ガーゼやドレーンの挿入をやめ、創を二次治癒させる。創治癒2～3カ月以後に残存する囊胞壁を切除すれば根治的治療となる。

ただし、顔面下部、顎部皮膚に限局する炎症性腫瘤を見た場合には注意が必要である。切開排膿して治癒しても瘻孔が残り、長期間治療を続けても治癒せずに経過することがある。そのような場合には歯性化膿性炎が原因となって生じた外歯瘻をまず疑うべきである（図6）。パノラマ撮影により歯根囊胞が描出されれば確定診断となる。

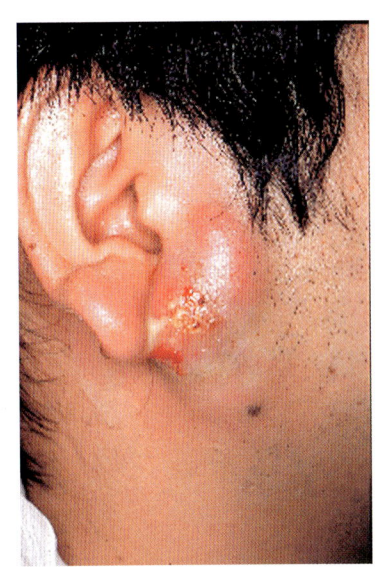

図5　炎症性粉瘤
発赤・腫脹を認め、触診で波動を触れる。

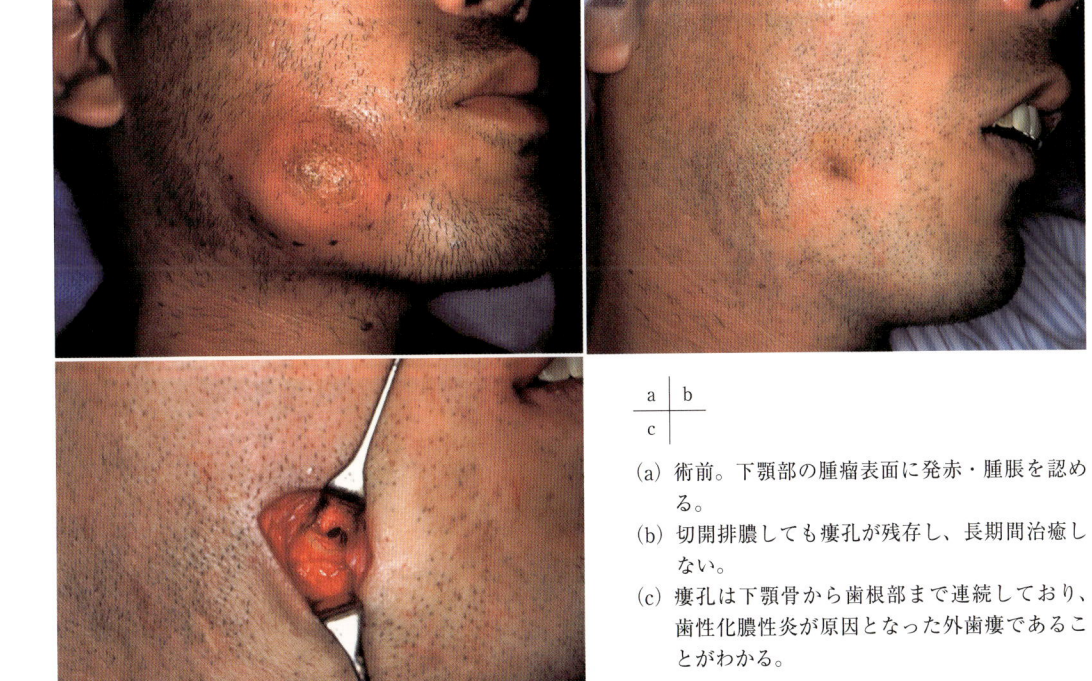

a	b
c	

(a) 術前。下顎部の腫瘤表面に発赤・腫脹を認める。
(b) 切開排膿しても瘻孔が残存し、長期間治癒しない。
(c) 瘻孔は下顎骨から歯根部まで連続しており、歯性化膿性炎が原因となった外歯瘻であることがわかる。

図6　外歯瘻

2 脂肪腫

【概念】

脂肪腫は成熟脂肪細胞からなる単発性あるいは多発性の良性腫瘍である。皮下脂肪織内に発生する表在性の脂肪腫が最も多いが、筋肉内や筋間に発生する深在性の脂肪腫もある。組織学的に間葉系組織が混在することがあり、血管脂肪腫、筋脂肪腫などと呼ばれている。

● 好発部位

表在性の脂肪腫は主として上背部、後頚部、肩部、前額部などによく認められる（図7）。深在性の脂肪腫は四肢で見られることが多い。

● 症状

疼痛などの症状を伴わず徐々に増大する腫瘤として本人や家人が気づいて受診する。弾性軟でときに分葉状の可動性のある皮下腫瘤として触知される。腫瘤の占拠部位によっては、その圧迫症状によって神経麻痺を生じることもある。また、血管が増生する血管脂肪腫では圧痛を伴うこともある。

【診断】

脂肪腫の診断は通常、発生部位や触診で判断がつくことが多いが、腫瘤の深さや範囲、内部の観察を行うには画像診断が重要である。非侵襲的なものとして、超音波、CT、MRIが挙げられる。

超音波検査では脂肪は楕円形から紡錘形を呈し、薄い一層の被膜は高エコーで描出され、内部の脂肪は低エコーながら点状から線状に均一に見える。底面、後方エコーの増強は弱い。

CT検査では低濃度領域として認められ、MRI検査ではT1、T2強調画像ともに高信号として描出される。浅在性脂肪腫はCT検査、深在性脂肪腫はMRI検査が有用との報告もある。

【治療】

治療は腫瘤の外科的切除である。
手順

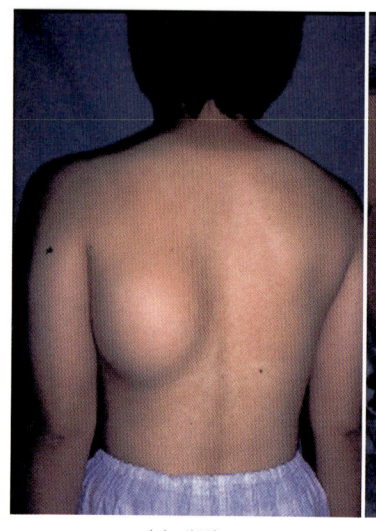

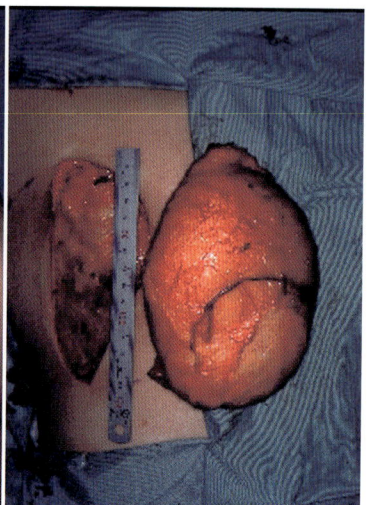

(a) 術前。　　(b) 摘出した脂肪腫。

図7　背部の脂肪腫

Ⅶ. 各種の皮膚外科疾患の治療法

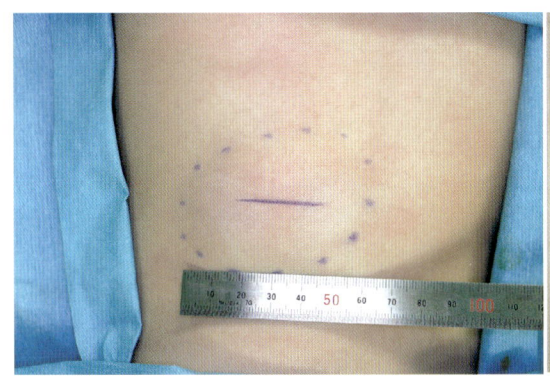

①皮膚切開。腫瘤直上の皮膚に皮膚割線に沿って腫瘤よりも若干小さい皮膚切開を入れる。

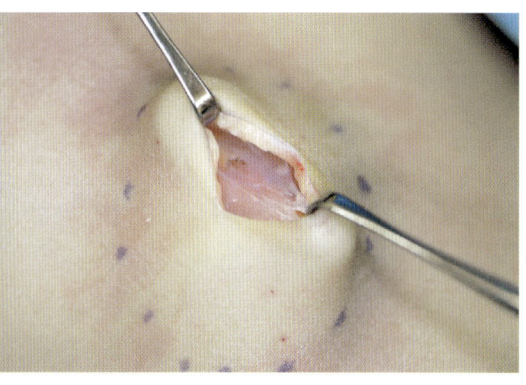

②腫瘤に向かって垂直に脂肪層を切開し被膜を露出する。

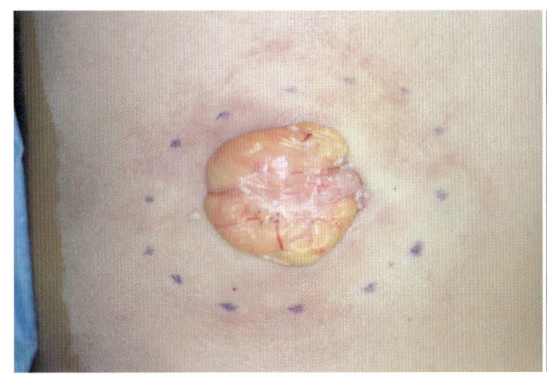

③被膜上を鈍的に剥離し、腫瘤を摘出する。

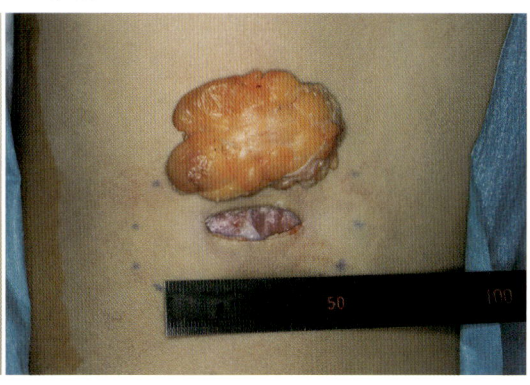

④摘出した脂肪腫。

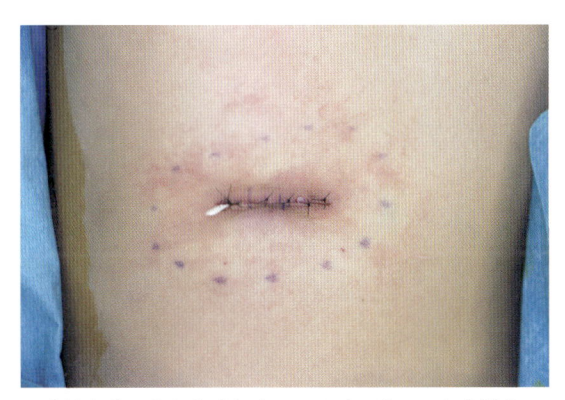

⑤摘出後は止血を確認する。圧迫固定により血腫を予防する。ドレーンを挿入する。

図8　脂肪腫の治療

①通常は腫瘤直上の皮膚に皮膚割線に沿って腫瘤よりも若干小さい皮膚切開を加える（図8-①）。
②腫瘤に向かって垂直に脂肪層を切開し被膜を露出する（図8-②）。
③被膜上を鈍的に剥離剪刀でまたは用手的に剥離し、腫瘤を摘出する（図8-③④）。
④摘出後は止血を確認し、大きな脂肪腫の摘出後は持続吸引チューブを挿入し、小さい脂肪腫の場合はペンローズドレーンを挿入し、圧迫固定により血腫を予防する（図8-⑤）。

特殊な方法として、内視鏡を利用した摘出術が報告されている。顔面や露出部には有用であるが、手技が煩雑であり、普及するには至っていない。また、腫瘤直上の小切開から、腫瘤を用手的に剥離し、周囲の皮膚を圧迫して腫瘤を絞り出すような手技も報告されている。しかし、腫瘤の取り残しの危険性や止血が十分行えない欠点がある。

3 軟性線維腫、アクロコルドン、糸状疣贅、指状疣贅など

【概　念】

　軟性線維腫は skin tag やアクロコルドンとも呼ばれ、頸部、前胸部、腋窩部、鼠径部などの衣服と擦れる部位に発生しやすい（図9, 10）。多くは1～2mm の肌色から褐色のドーム状または懸垂性隆起で多発傾向がある。ただし、懸垂性軟性線維腫の場合には機械的刺激や基部が圧迫されて血液・リンパ液がうっ滞して大きくなることもまれにある（図11）。加齢に伴う腫瘍で、悪性化することもないが整容的な理由で切除を希望することが多い。

【治　療】

　外科的切除であるが、懸垂状になっている腫瘍の基部を剪刀で切離するだけでもよいし、隆起した腫瘍をループ針を装着した電気メスで焼却してもよい。切除した後は軟膏塗布により2、3日で上皮化する。基部が大きな腫瘤を形成している場合は紡錘形に切除し、縫合する。

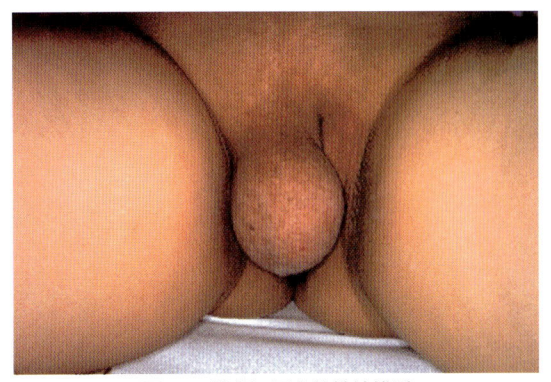

図10　陰部の巨大軟性線維腫

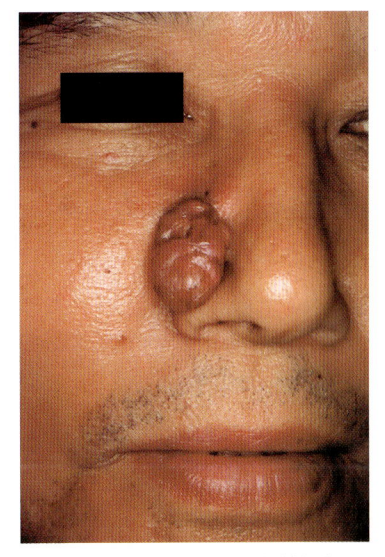

図11　鼻翼基部の軟性線維腫

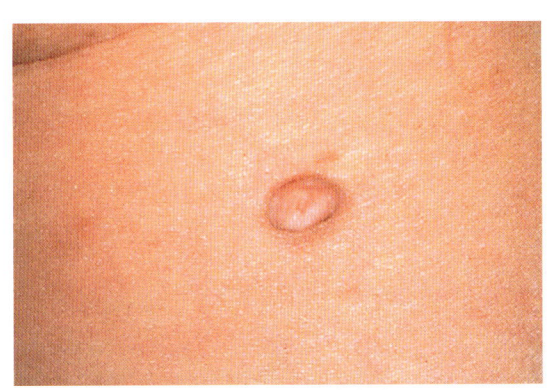

図9　頸部の軟性線維腫

4 小母斑、黒子など

【治療】

小母斑、黒子などの径1cm以内の小腫瘍の切除は、病変の部位、形態、深度などを考慮して治療法を決定するが、単純切除縫合術のほかに、くりぬき法、削皮術、凍結療法、電気焼灼法やレーザー療法などが行われている。

■ **単純切除縫合術**

最も頻繁に行われる。丸い母斑を紡錘形に切除し直線的に縫合する場合、短い瘢痕にしようとするとdog earが目立ち、dog earを防止しようとすれば長い瘢痕となる。そこで、切開線の両端でdog earを切除したり、最初からS字型に切開を行うなどの工夫が必要である。特に顔面ではdog earが目立つことがあり要注意である。Dog earは顔面の部位により目立ちやすさが異なり、下顎縁の横切開や前額部では目立つことが多いが、上口唇や下口唇の縦切開では短い切開線でも目立ちにくい。

■ **くりぬき法**

手順
① 正円形の歯が付いたディスポーザブルトレパン（図12）を用いる。もし切除後の創縁に取り残しが肉眼的に観察される場合は、その部位だけ剪刀で丁寧に切除する。
② 切除後に止血を十分に行う。電気メスで止血を行うことにより創が収縮し、欠損部の面積が小さくなる。
③ くりぬいた後の創は皺の方向に1～2針縫合してもよい。また、創が大きい場合は創縁に沿って巾着状に真皮縫合を行い、創治癒の短縮を図る方法もある。

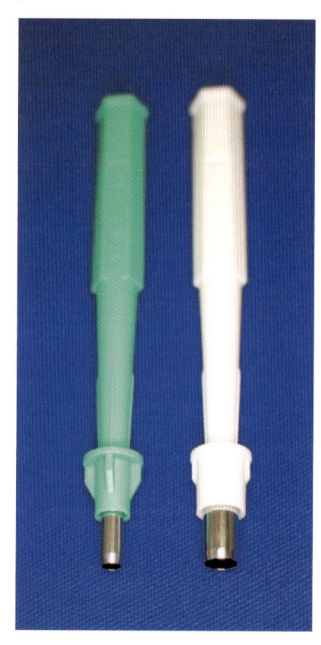

図12 ディスポーザブルトレパン
円の直径は、1mm間隔で2～8mmのサイズがあり腫瘍の大きさにより決定する。小さいサイズを選択すると、腫瘍を取り残すおそれがあり、腫瘍よりも若干大きめのトレパンを選択する。

④ 通常、施術後は軟膏を塗布して術後1日は圧迫固定を行う。2日目からは洗顔を許可し、自ら軟膏を塗布した小さな絆創膏を貼付して創が上皮化するまで継続する。

■ **電気乾固法**

突出した黒子はよい適応である。
周囲の皮膚と同平面となるまで黒子を削るが、中央に点状の色素が残る場合が多い。その時点で無理して深く削らず、その部位だけを小さなトレパンでくりぬけばよい。また、眼瞼縁の黒子もよく経験するが、この方法により睫毛や眼瞼縁の形態を損傷することなく治癒させることができる（図13）。

Ⅶ. 各種の皮膚外科疾患の治療法

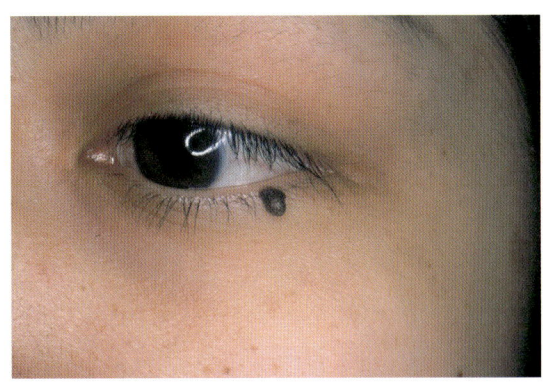

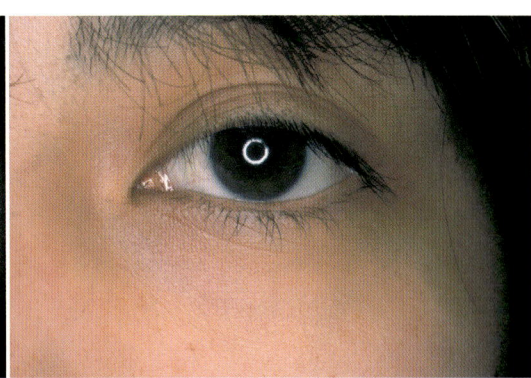

(a) 術前。　　　　　　　　　　　　　(b) 電気乾固法による切除術後 12 カ月。

図13　左下眼瞼縁の黒子

5 母斑細胞性母斑、脂漏性角化症など

【治療】

ある程度以上の広さの病変の治療にはさまざまな皮膚外科ないし形成外科的手技が必要となる。レーザー治療が有効な病変もあるが、レーザー治療に関しては成書に譲り、ここでは外科的治療につき言及する。

切除にあたっては段階的に手術療法を考慮する。つまり、単純切除縫合術、分割切除術、局所皮弁術、ティッシュエキスパンジョン法、植皮術などをこの順番に考慮する。

■ 単純切除縫合術

部位によって異なるが、病変の幅が体幹四肢では約5～6cm、顔面でも頬部では幅2～3cm程度であれば単純切除縫合術が可能な場合が多い（図14）。

縫合後の瘢痕線が皺の線に一致するように注意する。ただし、通常母斑細胞性母斑は細長い楕円形をしていることが多く、その場合おのずと切除方向が決まってくる。長軸方向が皺に一致しない場合はW形成術やZ形成術で瘢痕線の方向を変える必要がある。皺に一致する場合でも、あまり長い直線の瘢痕は目立ちやすいので、デザイン上の工夫を要する。

■ 分割切除術

1回の切除では完全切除ができないような病変に対して、何回かに分けて切除縫合する治療である。通常、病変部を超えない範囲で縫縮可能な量を切除縫合し、6カ月以上待機する。縫合部の皮膚に余裕が出てきた時点で同様な操作を加え、何回かの切除により病変を取りきる方法である。しかし、かなり大きな病変であったり、下腿のような皮膚のゆとりがないような部位では困難なことが多い。

■ 局所皮弁術

単純切除できず、分割切除も困難な場合などに用いる。

顔面では菱形皮弁や皮下茎皮弁が有用なことが多い。体幹四肢では皮弁の血行を考慮しながら皮弁の幅対長さの比、向きや大きさを決定する（図15）が、皮膚への穿通枝を含めれば長い島状皮弁を作成することも可能である。

■ ティッシュエキスパンジョン法

単純切除縫合ができない症例では利用する場合も最近増えてきている。

病変部の周囲にティッシュエキスパンダーを挿入し、十分拡張させた後にその余剰皮膚で病変切除部

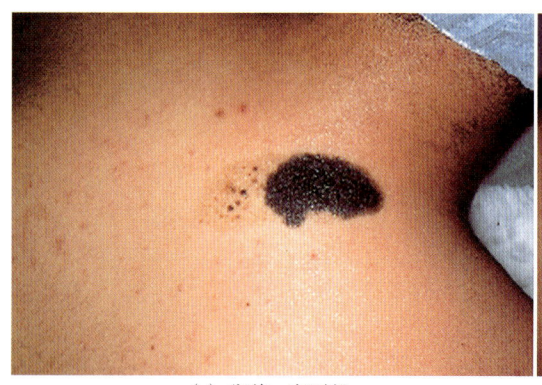

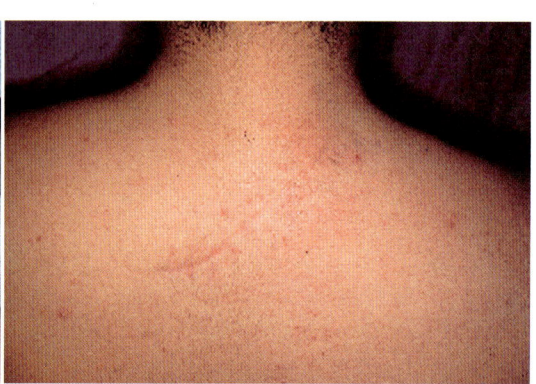

(a) 術前。右肩部。　　　(b) 切除縫合術後12カ月。

図14　右肩の母斑細胞性母斑

(a) 術前。左踵部。
(b) 切除範囲と皮弁のデザイン。
(c) 術後12カ月。

図15　足底の母斑細胞性母斑

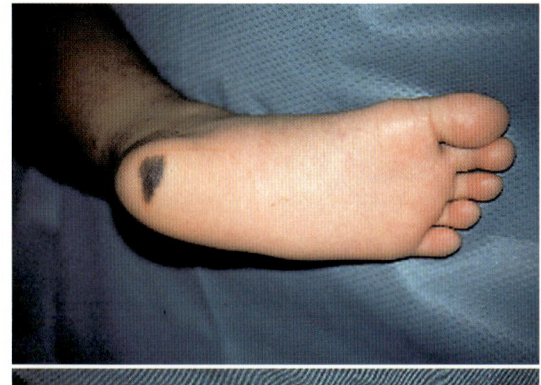

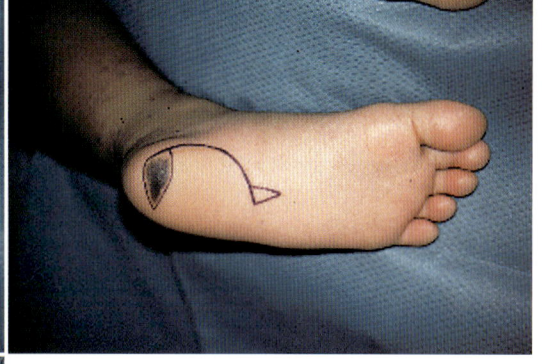

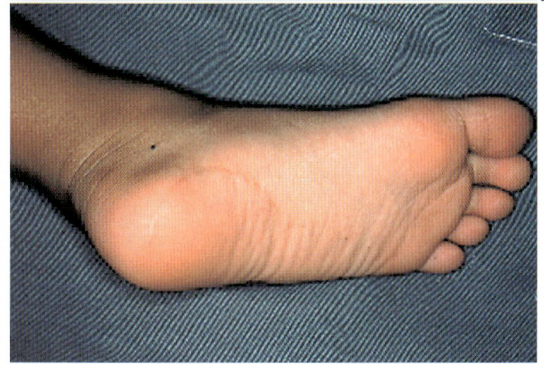

位を被覆する。色調や肌理はほぼ同じであるため、整容的には良好であるが、2回の手術が必要であること、エキスパンダー拡張時には多少の苦痛を伴うこと、縫合創が少し長くなることなどの欠点がある。

■ 植皮術

上記の方法が使えない場合は植皮術を考慮する。

しかし、色素細胞性母斑や脂漏性角化症の切除の場合、整容的な目的で切除することが多いので、パッチワーク的な外観を呈する植皮術は適応とならないことが多い。ただし、顔面のエステティックユニットの大部分を占めるような大きな病変であれば、正常皮膚も多少含めてエステティックユニットを一塊として切除し、色調や肌理を考慮した植皮術を行えば満足な結果が得られることもある。

■ 削皮術・冷凍凝固療法

植皮術を行うのも困難な巨大母斑の場合は、削皮術、冷凍凝固療法によって治療する。母斑細胞が除去できる程度の深さで病変部を削り、保存的治療により瘢痕治癒させる。治療後に醜状を残すことが多いため、治療による侵襲、治療効果、予後などを十分に説明し治療を受けるか否かを患者に選択させる。

6 胼胝、鶏眼、疣贅

【胼胝・鶏眼】

■ 胼胝

いわゆる"たこ"と呼ばれる慢性的な皮膚局所への刺激により生じる皮膚の過角化である。表面が軽度に隆起した白色から黄色調の病変であり、正常皮膚との境界は不鮮明である。力を入れて鉛筆を持つ人に生じる"ペンだこ"も胼胝の一つである。

■ 鶏眼

発生機序は胼胝と同じであるが、慢性的な機械的刺激範囲がより小さく、下床の骨からの力が点状に加わるため、垂直方向にくさび状の角質増殖を生じる。発生部位は足底の加重部である。下床に骨頭や変形した骨の隆起部が存在することが多い。

■ 胼胝・鶏眼の治療

胼胝、鶏眼ともに治療は角質増殖部位の剝削である。

病変部の周囲を指でつまみ病変部が盛り上がるように固定し、11番メスや安全カミソリで剝削する。いちどに切除しようとせずに少しずつ上層の角化部を削いでいく。

基本的に病変部の主体は角質増殖であるから疼痛は感じない。剝削しながら時々病変部を圧迫して、固さが取れているかどうかを確認し、周囲の皮膚と大差ないようであれば終了する。

ただし、鶏眼の場合は中心部に楔状に刺入している角栓があり、これを切除する必要がある。両者とも剝削する前に数日間サリチル酸含有の絆創膏を貼付し、角質を浸軟化させてから剝削してもよい。しかし、剝削するのは固い方がやりやすい。

両者とも剝削によっていったん治癒しても再発する可能性が高い。胼胝は原因となるものの除去に留意し、定期的に軽石などで削る。鶏眼は周囲に少し固めの真ん中をくりぬいたスポンジなどを当てて病変部の免荷を計ることが大事であるが、重症例では下床の骨の隆起部や変形部を削り、皮弁で被覆することもある（図16）。

【疣贅】

ヒト乳頭腫ウイルスにより生じるウイルス性疾患であり、上記の疾患とは区別される。通常手足に好発し、胼胝、鶏眼との鑑別が必要であるが、足底非荷重部にも生じ多発性であることが多く、剝削すると点状の出血をみる。

治療は液体窒素の浸した綿棒による凍結療法が主体である。

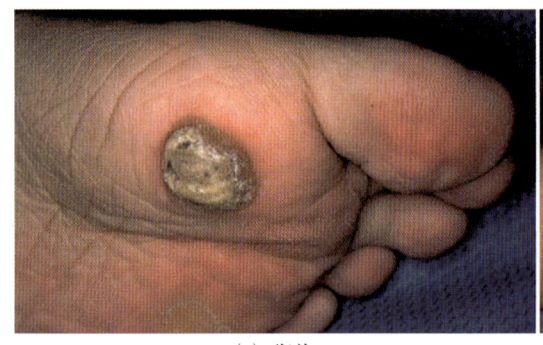

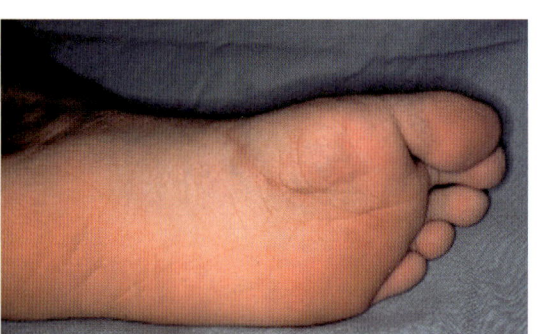

（a）術前。　　　　　　　　　　（b）切除、植皮術後12カ月。

図16　左足底部の鶏眼

Ⅶ-2. 主な皮膚前癌病変・皮膚悪性腫瘍の切除法

1 日光角化症

【概　念】

老人性角化症（senile keratosis）とも呼ばれるが、本症は必ずしも老人に限らないことより、日光角化症（solar keratosis あるいは actinic keratosis）と称するのが一般的である。狭義の癌前駆症であり、組織学的には squamous cell carcinoma in situ で、放置すれば扁平上皮癌となる可能性が高い。

日光の曝露部位が好発部位であり、高齢者の顔面、耳介、前腕伸側や手背などに生じる。初期には淡紅褐色の角化性局面やびらんを生じ、しだいに角質増殖が著明となり、紅斑局面内に疣状結節を生じる。高度に角質が角状に突出して、いわゆる皮角の像を呈することもある。

【治　療】

初期の多発性の日光角化症では、液体窒素を用いた凍結療法や皮膚剥削術による皮面形成術で治療することもあるが術後の再発に注意を要する。

外科的治療は扁平上皮癌に準じて行うが腫瘍辺縁を 5mm 離して切除することが多い。腫瘍辺縁が不鮮明な場合は、切除後一時的に人工真皮を貼付して腫瘍断端を組織学的に検索し、追加切除をするか否かを決定してもよい。

切除する深さは真皮まででも足りるが、多少の皮下脂肪をつけて切除する。小範囲であれば縫縮や局所皮弁で閉鎖し、広範囲であれば植皮術を考慮する（図1）。

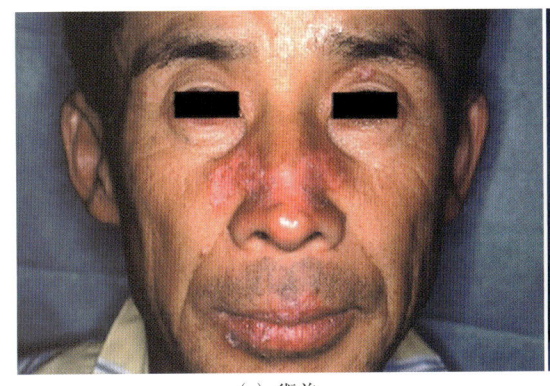

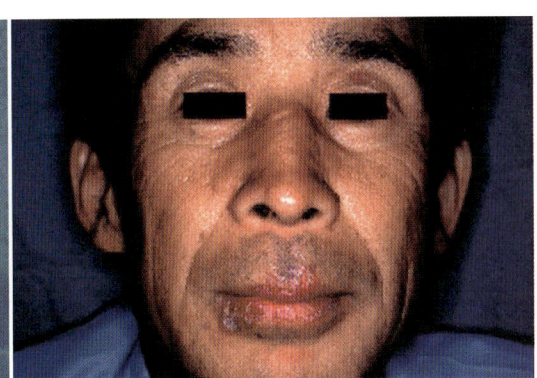

（a）術前。　　　（b）切除、全層植皮術後約2年。

図1　鼻背部から頬部に至る日光角化症

2　ボーエン病

【概　念】

　ボーエン病（Bowen's disease）は皮膚の上皮内癌の1型で、皮膚や粘膜部に発生する。皮膚では体幹や四肢に多く発生し、粘膜部では包皮、亀頭、口唇、膣前庭部などに見られる。ボーエン病の皮疹は比較的特徴的であり、明瞭な境界を持つ類円形の紅褐色扁平局面で、表面には鱗屑ないし痂皮を見る（**図2**）。ときにびらんを伴うこともあり、表面隆起して皮角様になる場合もある。大多数は無症状であり、治りにくい湿疹として治療されたり放置されたりしていることが多い。少しでもボーエン病を疑うような所見を有する皮疹であればボーエン癌に進行する前に生検をして確定診断をすべきである。

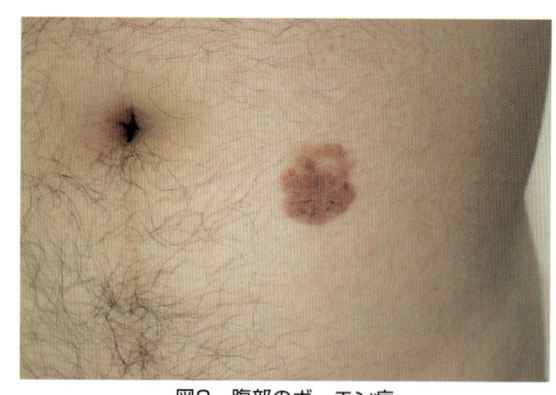

図2　腹部のボーエン病
明瞭な境界を持つ類円形の紅褐色扁平局面で、表面には鱗屑ないし痂皮を見る。

【治　療】

　初期の小さな病変では、液体窒素を用いた凍結療法や電気乾固法により治療することも可能である。ただし、切除しないために病変が癌に変化しているか否か精査ができず、外来での再発の頻回なチェックが必要である。
　外科的治療は扁平上皮癌に準じて行うが、腫瘍辺縁は比較的明瞭であるため5mm離して切除すればよい。切除する深さは真皮まで切除すれば十分であるが、多少の皮下脂肪を付けて切除する。小範囲であれば縫縮や局所皮弁で被覆し、広範囲であれば植皮術を考慮する。抗癌剤含有軟膏や放射線治療も報告されているが、一般的治療とはなっていない。また、ボーエン病は多臓器癌や皮膚悪性腫瘍を合併する率が高いと言われており、その検索も必要である。

3 ページェット病

乳房外ページェット病と乳房ページェット病に大別される。

【乳房外ページェット病】

●概　念

乳房外ページェット病は高齢者の外陰部に生じることが多い上皮内癌（carcinoma in situ）の一種である。アポクリン腺の分布域に発生し、外陰部のみではなく、腋窩、肛門周囲などにも発生する。

臨床的には病変部は境界不鮮明な淡紅褐色の色素斑、もしくは色素脱失であり、徐々に斑が拡大してくる。慢性湿疹・皮膚炎や外陰部白癬・カンジダによる真菌症と鑑別が困難な場合が多く、ステロイド剤や抗真菌剤を投与され漫然と治療されている症例も少なくない。このような治療抵抗性の皮疹をみた場合には、外陰部ページェット病を疑い、生検による確定診断を行う必要がある。

病変が放置された場合、浸潤、硬結、結節やびらん、潰瘍を生じてくることがあり、ページェット癌に移行し所属リンパ節への転移も生じ予後不良となる場合があるため、早期発見・早期治療が必要である。

●治　療

原発巣の完全切除が原則である。そのためには病変部の境界をしっかり見極めることが重要であり、mapping biopsy を施行して切除範囲を決定する。

手順

① まず、肉眼的に確認できる腫瘍辺縁をマーキングし、その外側3cm の部位で6〜8カ所パンチバイオプシーを行う。ページェット病は連続していない離れた部位に病変を認める（スキップリージョン）ことがよくあるため、原病巣から少し離れた疑わしい病変があればパンチバイオプシーを追加する。

② 病巣の境界が判明したら、3〜5cm 離して病変を切除する。

（このときの注意点）

その際に問題となるのが肛門管部、女性の尿道、膣への浸潤であり、病変が疑われる場合は

a | b

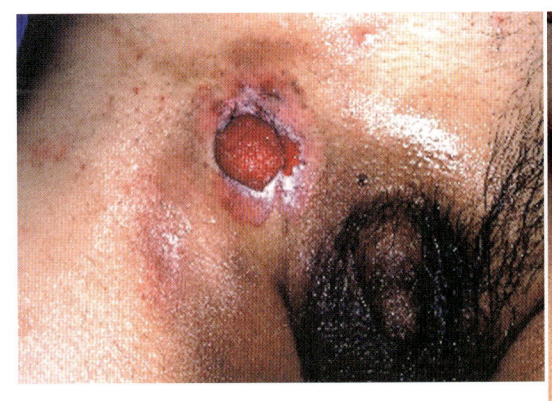

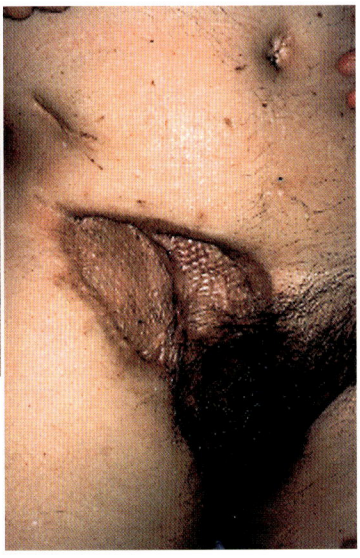

(a) 術前。中央部は腫瘍を形成し、ページェット癌となっている。
(b) 網状分層植皮術施行後約2年。

図3　外陰部のページェット病

生検によって確認する。
- 肛門管：歯状線を越えた粘膜の切除が必要であっても、歯状線から中枢3cm程度の粘膜切除であれば、肛門括約筋を残し中枢の直腸粘膜を剥離して引き出して縫合閉鎖できる。しかし、切除範囲がより広範であれば消化器外科医との相談により人工肛門の造設も考慮する。
- 女性の外尿道口：1cm程度の粘膜欠損は尿道括約筋を温存しながら粘膜を引き出して縫合できる。ただし、尿道に浸潤している場合には尿路変更も考慮する。
- 膣壁の切除：外方1/2は容易に切除可能であり、その奥の切除が必要な場合は婦人科医と相談のうえ切除範囲を決定する。

③皮膚欠損創の再建方法は、分層植皮術が第1選択である（図3）。陰茎はシート状植皮、陰嚢には網状植皮がよい。
④手術終了時には尿道カテーテルを挿入し、タイオーバー固定を行う。

筋皮弁や皮弁を用いた再建方法も報告されているが、外陰部が膨隆し排泄障害や下腿の開排制限を生じたりすることが危惧される。

【乳房ページェット病】

乳頭乳輪への表皮内浸潤を特徴とする癌で、乳輪乳頭の難治性皮膚炎やびらんで発見されることが多く、組織学的には乳管内伸展が見られ、間質浸潤が認められても軽微なものをいう。治療は乳管内伸展が認められることから乳癌治療に準じた外科的治療が行われる。腫瘍辺縁から2～3cm離して乳腺も含めて切除される。修復や再建も乳癌手術に準じて行う（図4）。

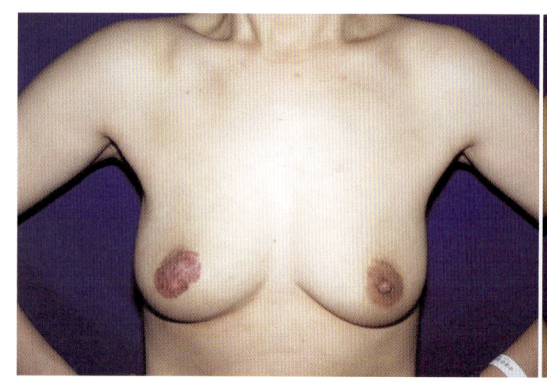

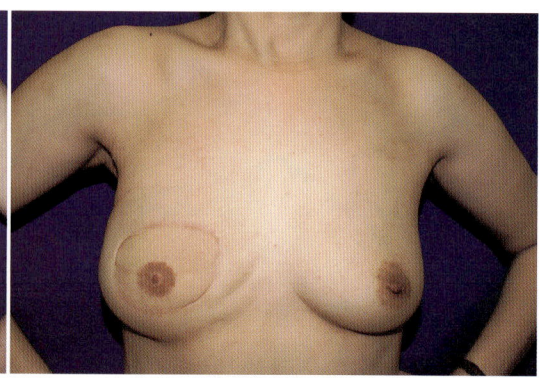

(a) 術前。右乳房。　(b) 遊離下腹壁動脈穿通枝皮弁を用いた再建術後1年。

図4　乳房ページェット病

4 基底細胞癌

【概念】

基底細胞癌は最も多く発生する皮膚悪性腫瘍である。高齢者の顔面、特に眼瞼・鼻部周囲に好発し、まれに四肢や躯幹、陰部などにも生じる。

日光曝露との関係が指摘されており、黒子や脂腺母斑からの発生も多く報告されている。多発例では、慢性砒素中毒、色素性乾皮症、基底細胞母斑症候群からの発生例が知られている。遠隔転移がきわめて少なく局所浸潤型の皮膚癌である。

●症状

臨床的には独特の光沢を有する黒褐色結節型が最も多く、潰瘍を伴う結節潰瘍型も多い。ほかに黒色皮疹として出現し、徐々に厚みのない褐色調の皮疹として拡大する表在型、広基性または有茎性のPinkus型、瘢痕様で固い浸潤を触れる斑状強皮症型などに分類されるが、組織型により悪性度が異なる。斑状強皮症型では局所破壊性に浸潤する傾向が強く、術後再発も多い。

しかし、1つの基底細胞癌で組織型が混在することもあり、何カ所かの生検診断や臨床所見により総合的に判断して治療方針を決定すべきである。また、基底細胞癌の好発部位は重要器官の近傍であることが多いため広範囲に切除した場合には再建が困難であり、整容面・機能面でもさまざまな手術手技を駆使して治療する。

【治療】

原則は原病巣の完全切除である。

切除範囲は初発か再発かによっても異なり、臨床所見や組織所見によっても異なる。一般に境界明瞭な結節型の初発病変であれば腫瘍辺縁から3〜5mm離して皮下脂肪層の中間または筋膜上で切除すれば十分である（**図5**）。

しかし、境界不明瞭な強皮症型や再発例では腫瘍辺縁から1cm離して切除しても十分とは言えず、腫瘍切除後、組織学的精査が完了したのちに再建を行う二期的再建も考慮する。腫瘍切除後二期的再建術までの待機期間における被覆材としては、人工真皮が有用である。

基底細胞癌の好発部位は眼瞼、鼻など整容的に重要な部位であるため、それぞれの場所に応じた再建方法が必要となる。皮膚だけの欠損であってもエステティックユニットなどを十分考慮して植皮や局所皮弁をデザインしなければならない（**図6〜8**）。また複合組織欠損になれば軟骨移植などを要する場合もある。基底細胞癌が深部組織に浸潤するまで放置された場合（**図9**）は根治が困難となるため、早期発見・早期治療に努めたい。

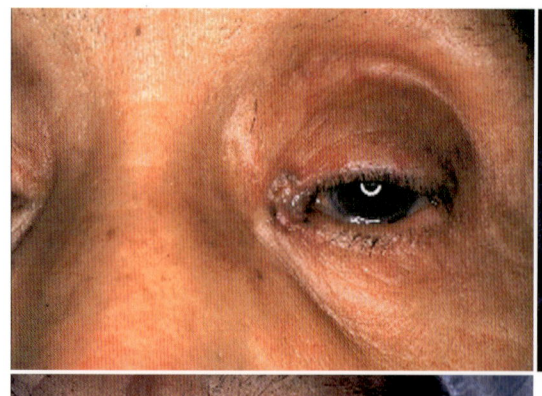

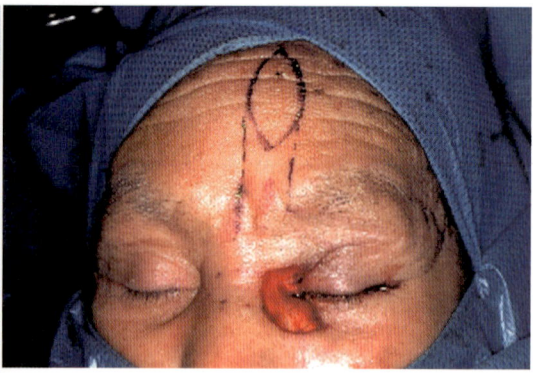

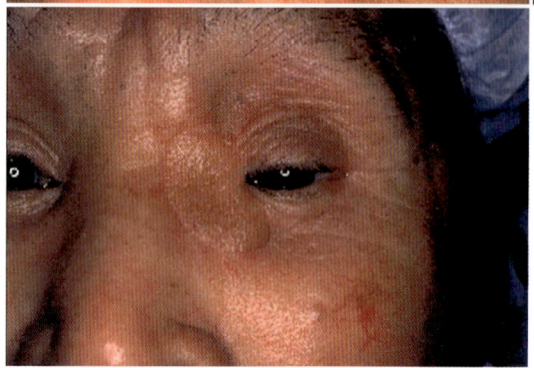

Ⅶ. 各種の皮膚外科疾患の治療法

a	b
c	

(a) 術前。左内眼角部。
(b) 基底細胞癌を境界部から5mm離して切除した。前額皮弁のデザインを示す。
(c) 術後2年。

図5　基底細胞癌：症例1

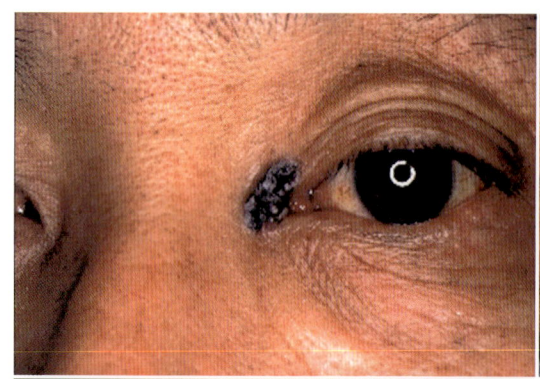

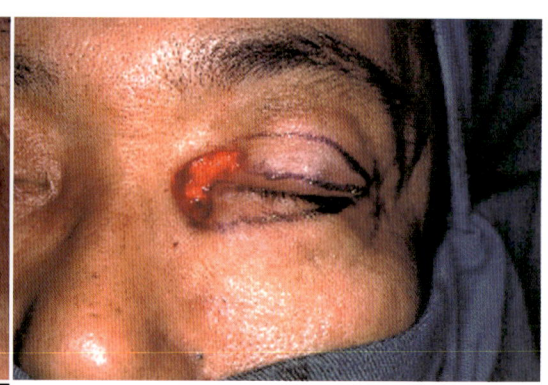

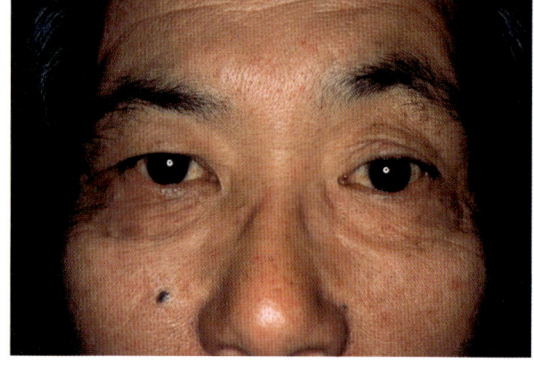

a	b
c	

(a) 術前。左内眼角部の基底細胞癌。
(b) 境界部から5mm離して切除し、病理組織学的精査完了後の再建術前。上下眼瞼皮下茎皮弁（V-Y advancement flap）のデザインを示す。
(c) 術後3年。

図6　基底細胞癌：症例2

Ⅶ. 各種の皮膚外科疾患の治療法

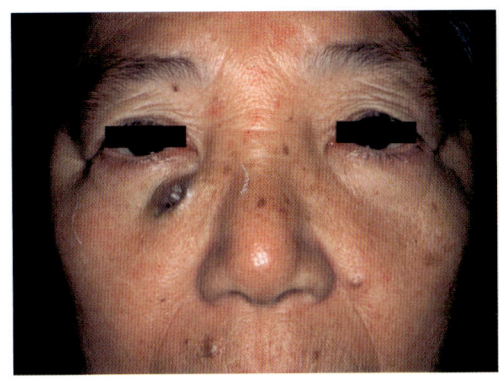

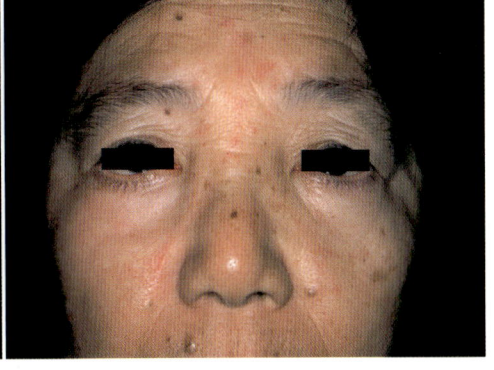

(a) 術前。右頬部。

(e) 術後2年の状態。

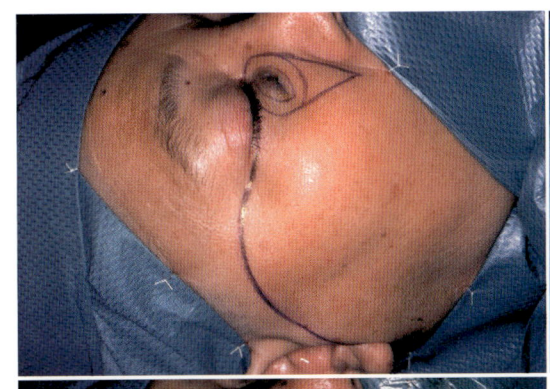

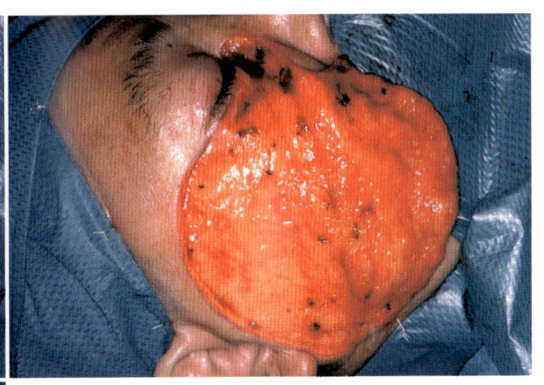

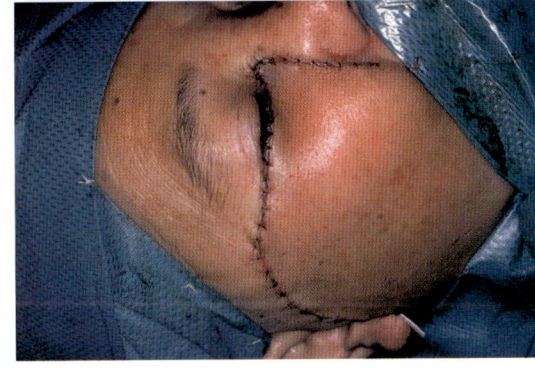

b	c
d	

(b) 基底細胞癌の切除範囲と頬部皮弁のデザイン。
(c) 基底細胞癌を境界部から5mm離して切除し、頬部皮弁を挙上した。
(d) 手術終了時。

図7 基底細胞癌：症例3

Ⅶ. 各種の皮膚外科疾患の治療法

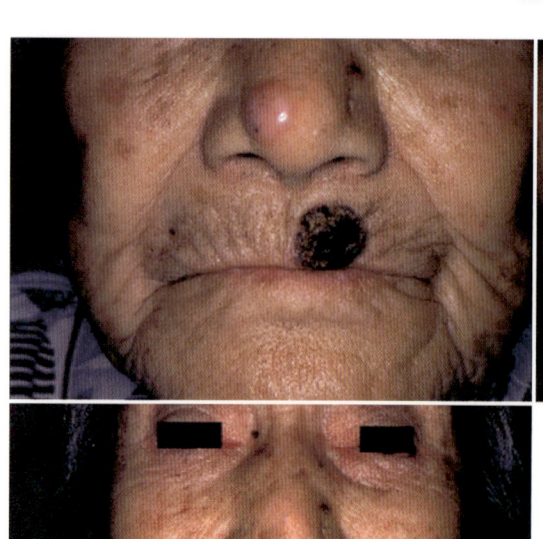

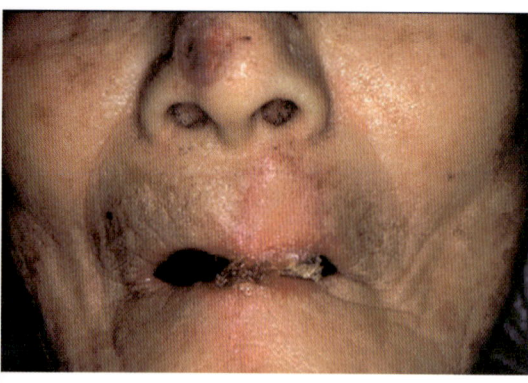

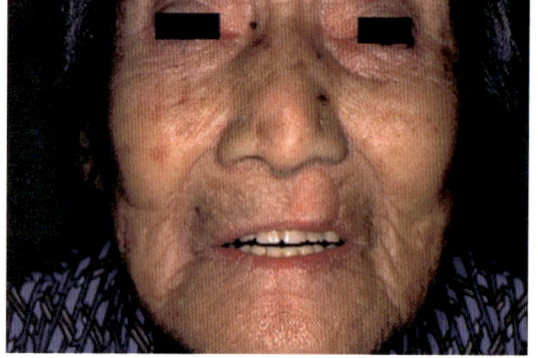

a	b
c	

(a) 術前。上口唇部。
(b) 基底細胞癌を境界部から 5mm 離して切除し、下口唇反転皮弁により再建した。皮弁切り離し前。
(c) 術後 2 年。

図8　基底細胞癌：症例4

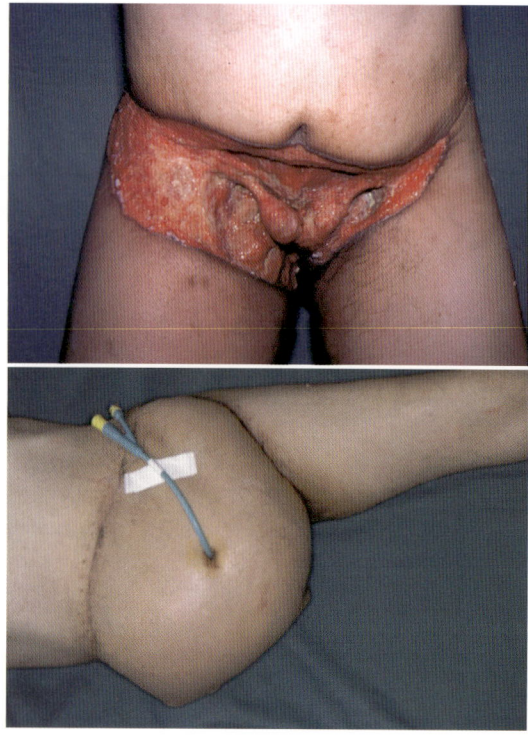

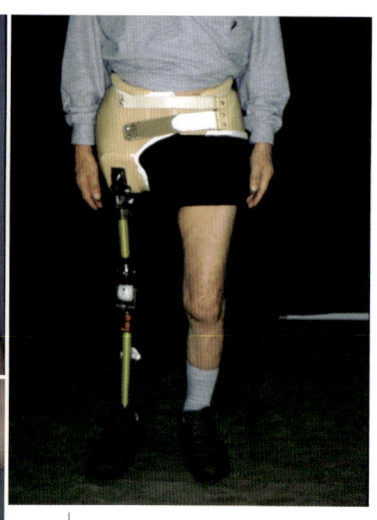

a	c
b	

(a) 右鼠径部に生じた基底細胞癌を放置し、陰茎が欠損して陰嚢、大腿動静脈、腹直筋にまで浸潤した。
(b) 浸潤した基底細胞癌を広範切除し、右大腿 fillet flap により再建した。
(c) 術後 12 カ月、義足を装着した。

図9　基底細胞癌：症例5

5 有棘細胞癌

【概　念】

　有棘細胞癌（SCC）は基底細胞癌についで多い皮膚悪性腫瘍で、表皮角化細胞由来の悪性腫瘍と定義される。高齢者の顔面、四肢に好発する。有棘細胞癌の前駆症として大きく3つのグループに分類されている。

　第1群：有棘細胞癌を生じやすい局所的な準備状態というべきもので、熱傷瘢痕、慢性放射線皮膚炎、慢性膿皮症、下腿潰瘍、褥瘡など慢性的な疾患が基礎となることが多い。

　第2群：SCC in situ ないしはその早期病変であり、Bowen 病、日光角化症、放射線角化症、白板症などが代表的なもので、放置すれば有棘細胞癌を発症する。

　第3群：SCC を生じやすい身体的状態であり、色素性乾皮症、疣贅状表皮発育異常症、先天性表皮水疱症などである。

　以上のような発生母地となりうる部位に腫瘤や難治性潰瘍を見つけたら早期に生検を行い、確定診断をつけて治療を開始しなければならない。

　症状が進行した場合の臨床像は、カリフラワー状・花キャベツ状増殖と表現される外方増殖を示すタイプと、難治性潰瘍を呈し深達性増殖を示すタイプの2型があるが、診断は比較的容易である。両者とも腫瘍組織の壊死や角質塊、細菌感染により悪臭を放つ。深達性増殖を示すタイプの方が腫瘍細胞分化度は低く、予後は不良である。

【病期分類とリンパ節転移の有無】

●病期分類

　有棘細胞癌と診断された場合には、原病巣の詳細や全身状態の把握を行い、病期分類を行う。UICC（International Union Against Cancer）の皮膚癌（Carcinoma of Skin）の TNM 分類に沿って通常行われる。UICC の TNM 分類と病期分類（2002）を示した（**表1**）。まず、原病巣の詳細な観察を行い、所属リンパ節の触診を行う。

●リンパ節転移の有無

　CT や MRI により原病巣の深さの判断や所属リンパ節転移の有無を検索する。骨浸潤を疑う場合は X 線検査により、骨の欠損や破壊像の有無を検討する。遠隔転移の検索にはガリウムシンチや骨シンチ、PET などの検査を行う。

【Stage 別　治療方針】

　治療の原則は原発巣の完全な切除である。基本的には病期別に治療方針が決定される。皮膚悪性腫瘍取扱い規約で示されている治療指針を示す（**表2**）が、患者の年齢や希望は方針決定上、軽視すべき要素ではない。

■ Stage Ⅰ、Ⅱ

　原則的に1～2cm 離して切除すればほとんど根治的切除可能であるが、StageⅡで腫瘍径が5cm 近くある場合では、2cm 以上離して取ることも必要である。ただし、どの部位でも一律に1～2cm 離して腫瘍を切除するわけではなく、術後の機能面や整容面を考慮し、患者と相談のうえで切除範囲を決定すればよい。

■ Stage Ⅲ

　腫瘍の水平面の切除範囲だけではなく、真皮を超えて腫瘍の浸潤する深さを画像診断等で正確に把握

表1. 皮膚有棘細胞癌のTNM分類と病期分類　　　　　　　　　　　　　　　　　（UICC, 2002）

T分類（原発巣）
　TX：原発巣の評価が不可能なもの
　T0：原発巣を認めないもの
　Tis：上皮内癌
　T1：最大径が2cm以下の腫瘍
　T2：最大径が2cmを越えるが5cm以下の腫瘍
　T3：最大径が5cmを越える腫瘍
　T4：深部の皮膚以外の組織すなわち軟骨、筋肉または骨などに浸潤する腫瘍*

N分類（所属リンパ節）
　NX：所属リンパ節転移の評価が不可能なもの
　N0：所属リンパ節転移を認めないもの**
　N1：所属リンパ節転移を認めるもの

M分類（遠隔転移）
　MX：遠隔転移の評価が不可能なもの
　M0：遠隔転移を認めないもの
　M1：遠隔転移を認めるもの

病期分類（Staging）
　病期0　：TisN0M0
　病期Ⅰ　：T1N0M0
　病期Ⅱ　：T2, 3N0M0
　病期Ⅲ　：T4N0M0；anyTN1M0
　病期Ⅳ　：anyTanyNM1

pTNM；病理組織学的分類
　pT, pN, pM分類は上記のT, N, M各分類に準じる。（G；病理組織学的分化度）
　GX：分化度の評価が不可能なもの
　G1：高分化型
　G2：中分化型
　G3：低分化型
　G4：未分化型

＊　組織学的に筋や骨などの組織に浸潤を認めた場合pT4とする。
＊＊　術後組織学的にリンパ節転移が認められず、pN0とする場合は、少なくとも6個以上のリンパ節に転移がないことを確認する。

表2. 皮膚有棘細胞癌の病期別治療指針

病期（UICC, 2002）	原発病巣からの切除範囲	リンパ節郭清	補助療法など
in situ	0.5cm	−	凍結療法、放射線療法などの局所療法でも可
Ⅰ	1〜2cm	−	凍結療法、放射線療法などの局所療法でも可
Ⅱ	1〜2cm	−	T3の症例では、術後補助療法を施行することあり
Ⅲ（T4）	2〜3cm	−	化学療法、放射線療法を併用することあり
（N1）	2〜3cm	＋	術前あるいは術後に化学療法および放射線治療を併用することあり。根治的リンパ節郭清を施行
Ⅳ	化学療法や放射線療法を主体とする集学的治療を行う。症例によって姑息的手術を施行することもある		

し、取り残しのないように考慮する。皮下脂肪織を超えて、筋膜、筋肉、骨、軟骨などに浸潤していれば、浸潤組織を含めて広範囲の切除範囲を設定する。四肢末端の発生例では、局所の切除にかかわらず、四肢を切断した方が機能的に優れる場合がある。

■ Stage Ⅳ

原則として手術的根治は不可能であるが、腫瘍の減量手術等により患者のQOLを向上させることがあるので、患者との話し合いにより手術を決定する。

【治　療】

リンパ節郭清

有棘細胞癌はリンパ行性に所属リンパ節への転移を来しやすいため、所属リンパ節の取扱いが重要である。術前の理学的所見や画像診断から明らかなリンパ節転移が疑われる場合には、リンパ節郭清を施行する。リンパ節転移の有無がはっきりしない場合は、センチネルリンパ節の概念に従いセンチネルリンパ節生検を行い、陽性の場合はリンパ節郭清を行い陰性の場合は行わない。センチネルリンパ節生検は、乳癌や悪性黒色腫では確立された治療法となりつつあり、所属リンパ節転移の多い有棘細胞癌においても近い将来スタンダードな治療となるものと思われる。

再建方法

多くの症例で分層植皮術の適応となる（図10）。ただし、顔面発生例や小範囲組織欠損例では、局所皮弁が有用である（図11）。組織欠損部の底面に重要血管、神経や骨、関節が露出するような場合には、局所皮弁や筋皮弁、部位によっては遊離皮弁が必要な場合もある。

補助療法

化学療法と放射線療法がある。

有棘細胞癌は放射線感受性が高いので、大型の病巣の場合、放射線療法を術前や術後に行うことがある。放射線療法と化学療法を同時併用すると抗腫瘍効果の増強が期待される場合があり、手術療法だけでは根治性が望めないと考えられる場合には術後に併用することがある。

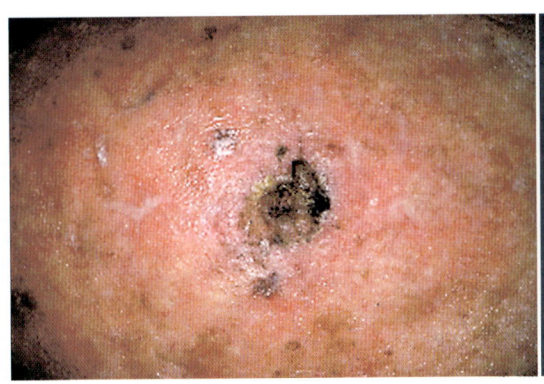

(a) 術前。頭頂部。

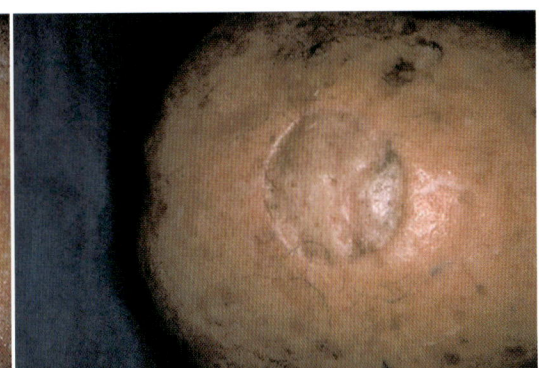

(b) 術後12カ月。有棘細胞癌の周囲2cm離して切除し、分層植皮術で再建した。

図10　有棘細胞癌：症例1

Ⅶ. 各種の皮膚外科疾患の治療法

(a) 術前。下口唇部
(b) 有棘細胞癌の切除範囲と白唇部再建のための皮下茎皮弁（V-Y advancement flap）のデザイン。
(c) 赤唇部再建のための舌弁のデザイン。
(d) 手術終了直後。

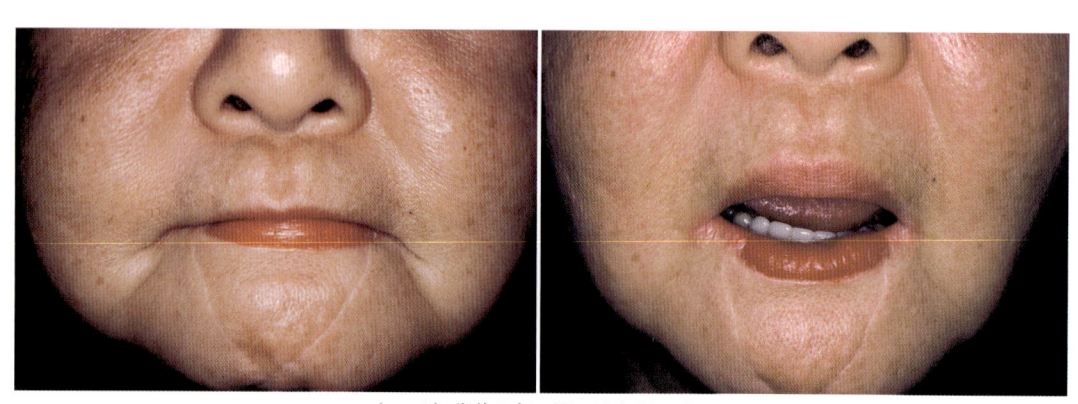

(e、f) 術後2年。閉口時と開口時。

図11　有棘細胞癌：症例2

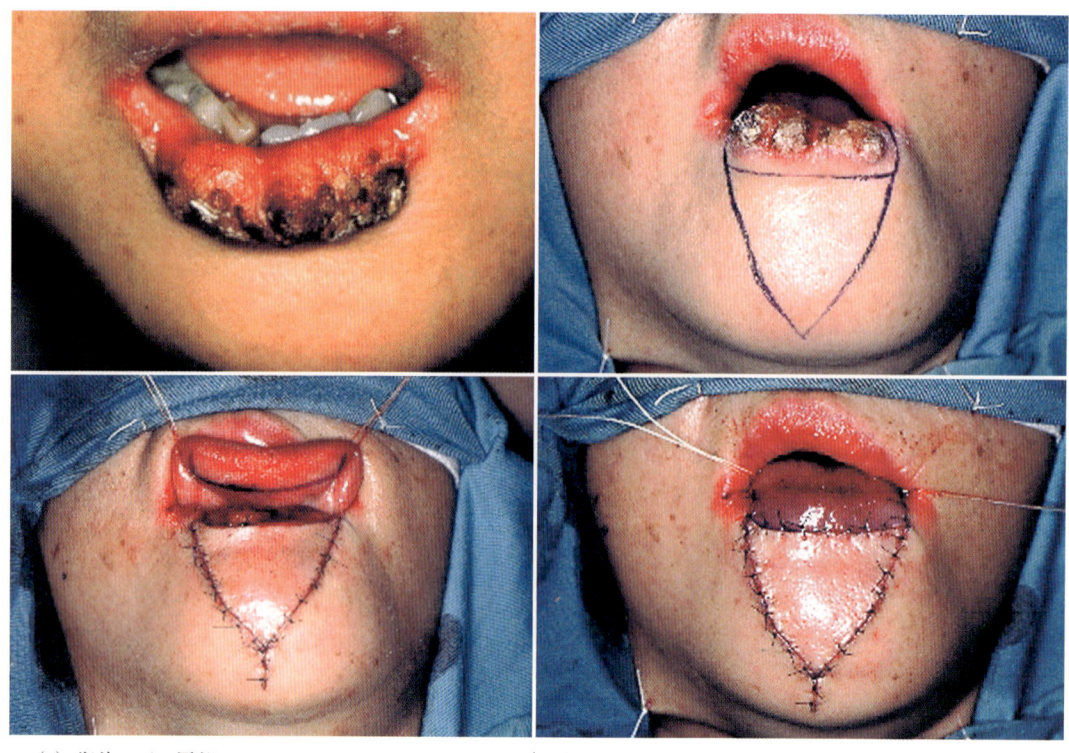

6 悪性黒色腫

【概念】

悪性黒色腫は悪性皮膚腫瘍の中で最も悪性度が高く、転移を生じやすい腫瘍である。したがって、早期に正確な診断を行い、適切な治療を行う必要がある。母斑細胞性母斑などを母地として続発するものもある（図12）が、ほとんどのものは何の皮疹もなかった部位に新生する。

●臨床的特徴

悪性黒色腫原発巣の臨床的特徴については斎田により詳しくまとめられている（図13）。

1) 大型の皮疹：診断時には最大径が7mmを超える大きさで、10mm以上であることも多い。
2) 不規則な形状：左右非対称性の不規則な形状を呈し、外側に鋭角状の陥入（notching）やギザギザの凹凸（scalloped）を伴うことが多い。
3) 多彩な色調：黒褐色調が主体であるが、淡褐色から濃黒色までの濃淡差が無秩序に認められ、ときに灰青色、紅色、灰白色などの色調も伴う。無色の場合もある。
4) 不均一な境界：境界が一様ではなく、部分的には境界不鮮明であるが（しみ出し現象）、他部位では境界鮮明なことが多い。
5) 表面の性状：病変表面は平滑であって、角化を伴うことはごく稀である。
6) 経過：隆起しない色素斑として成人以降になって気づかれることが多く、当初は変化が目立たないことが多い。後に拡大、隆起し、結節状病変を生じ、さらに進行するとびらん・潰瘍も生じてくる。

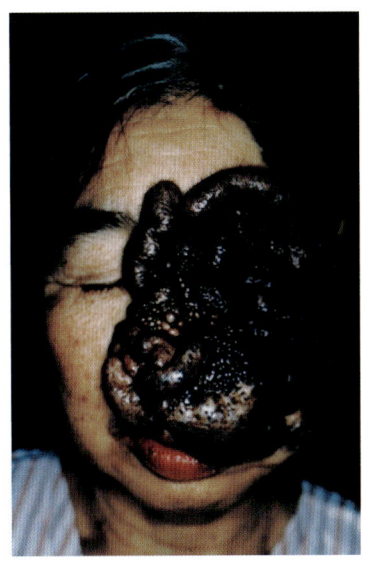

図12　顔面母斑細胞性母斑から発生した悪性黒色腫

【ダーモスコピーを用いた診断】

初発巣では上記のような臨床的特徴を持つが、小病変の場合肉眼的診察では判別できないことが多い。そこで、最近ではダーモスコピーを用いた診断が有力視されている。

まず、メラノサイト系病変か否かを判別し、その後、全体的なパターンを観察して総合的に判断する。また、術前にtumor thicknessを評価する方法としては高周波エコーやMRIが有用である。そして、少しでも疑わしい場合には生検を施行し、組織学的に検討する。生検にあたっては腫瘍から5～10mm離して筋膜上まで切除し、人工真皮を貼付し確定診断が出るまで待機する。そして、悪性黒色腫として最終診断がついた場合には病期分類を行い、治療方針を立て、生検から2週間以内に根治手術が行えるように準備する。UICCのTNM分類と病期分類（2002）を示す（表3, 4）。

表3. 悪性黒色腫のTNM分類　　　　　　　　　　　　　　　　　　　　　　　　　　（UICC, 2002）

pT分類（原発巣）

pTis	melanoma in situ
pT1a	tt*≦1mmで潰瘍なし、かつlevel** Ⅱ/Ⅲ
pT1b	tt≦1mmで潰瘍あり、またはlevel Ⅳ/Ⅴ
pT2a	1mm＜tt≦2mmで潰瘍なし
pT2b	1mm＜tt≦2mmで潰瘍あり
pT3a	2mm＜tt≦4mmで潰瘍なし
pT3b	2mm＜tt≦4mmで潰瘍あり
pT4a	tt＞4mmで潰瘍なし
pT4b	tt＞4mmで潰瘍あり

N分類（所属リンパ節）

N0	所属リンパ節、衛星転移***、in-transit転移***を認めない
N1a	1個の顕微鏡的転移
N1b	1個の臨床的転移
N2a	2～3個の顕微鏡的転移
N2b	2～3個の臨床的転移
N2c	リンパ節転移を伴わない衛星転移またはin-transit転移
N3	4個以上のリンパ節転移、互いに癒着したリンパ節転移、リンパ節転移を伴う衛星転移またはin-transit転移

M転移（遠隔転移）

M0	遠隔転移を認めない
M1a	所属リンパ節を超える皮膚、皮下またはリンパ節転移
M1b	肺転移
M1c	その他の内臓への転移、または血清LDHが異常高値を示す遠隔転移

*　　tt：tumor thickness
**　 level：Clarkのlevel分類（Ⅱ/Ⅲ：真皮網状層に未侵入、Ⅳ/Ⅴ：真皮網状層以下にまで侵入）
*** 原発巣から2cm以内の転移を衛星転移といい、2cm以上離れて所属リンパ節までの間に存在する転移をin-transit転移という。

表4. 悪性黒色腫の病期分類（UICC/AJCC, 2002）

病期	病期の定義		
病期0	Tis	N0	M0
病期ⅠA	pT1a	N0	M0
病期ⅠB	pT1b	N0	M0
	pT2a	N0	M0
病期ⅡA	pT2b	N0	M0
	pT3a	N0	M0
病期ⅡB	pT3b	N0	M0
	pT4a	N0	M0
病期ⅡC	pT4b	N0	M0
病期ⅢA	pT1a-4a	N1a-2a	M0
病期ⅢB	pT1a-4a	N1b, 2b, 2c	M0
	pT1b-4b	N1a, 2a, 2c	M0
病期ⅢC	pT1b-4b	N1b-2b	M0
	any T	N3	M0
病期Ⅳ	any T	any N	any M1

【治 療】

病巣の切除、範囲と深さ

　悪性黒色腫は、進行が早く致死率の高い疾患として恐れられ、長らく腫瘍辺縁5cm離して筋膜下で切除するという術式が行われてきた。しかし、最近では悪性黒色腫患者の予後は腫瘍の浸潤の深さと相関していることが過去の手術成績の検討で明らかとなった。したがって、予後が悪いのは進行した黒色腫であり、早期癌の予後は良好であるため、一律に広範囲切除を行う必要はない。われわれの施設では、腫瘍の厚さにより切除範囲を決定しており、in situ では 0.5～1cm、2mm 以下では 1～2cm、2～4mm では 2～3cm、4mm 以上では 3～4cm の切除範囲を設定している。

　切除すべき深さも同様に腫瘍の浸潤度と相関するが、実際的には筋膜上や筋膜下での切除の方が切除しやすく出血も少なく閉鎖も容易である。したがって、われわれは基本的には腫瘍の厚さが 4mm 未満の場合には筋膜上で、4mm 以上の場合には筋膜下で切除するようにしている。

リンパ節郭清

　従来はほとんどの症例が予防的リンパ節郭清術の対象となり、実施されてきた。しかし、その効果については議論のあるところであり、結論は出ていない。それに対して、最近ではセンチネルリンパ節生検の概念が導入され、リンパ節郭清術は様相が変わってきた。

　センチネルリンパ節生検は病巣近傍に標的粒子（パテントブルーや Tc99m）を注入し、所属リンパ節において青染したセンチネルリンパ節やガンマプローブで選択的に抽出したセンチネルリンパ節について病理学的検査を行う。その検査により陽性であれば所属リンパ節の根治的郭清を行い、陰性であればリンパ節郭清は省略する。センチネルリンパ節に転移がなくても他のリンパ節に転移があるという false negative の問題は解決されていないが、臨床的には非常に有用な手技である。

皮膚欠損の再建

　腫瘍切除後の創閉鎖は、従来は広範囲切除と分層植皮術が大半であった。黒色腫切除創を分厚い皮弁で埋めてしまうと再発が発見しづらくなり、予後に影響するというのがその理由であった。

　しかし、最近では局所再発と予後は必ずしも相関しないと言われており、局所転移を来した場合にはいずれにしろ予後不良であることから局所皮弁が禁忌であるという見解は否定されつつある。再建方法は創の部位、大きさ、深さなどの要因によって決定されるが、好発する四肢での再建について検討する。

■ 足底、踵部

　足底踵部の悪性黒色腫は日本人では発生頻度が最も多く、再建機会の多い部位である。足底は荷重部位であり、厚い皮下脂肪を有して特殊な構造を呈しているため再建にも注意が必要である。

　再建方法としては、植皮術、局所皮弁、血管柄付き島状皮弁などが挙げられる。

　植皮術は最も簡単な方法であるが、荷重部位の植皮の皮弁採取部として体幹部皮膚を用いるとびらんや潰瘍を生じたり、縫合創に一致して過角化を生じて疼痛を惹起したりすることがある。荷重部に最もよい採皮部は非荷重部の"土踏まず"の部位であり、荷重部には土踏まずの皮膚を用い、非荷重部には体幹部の皮膚を用いるのが植皮術としては最もよい方法である。

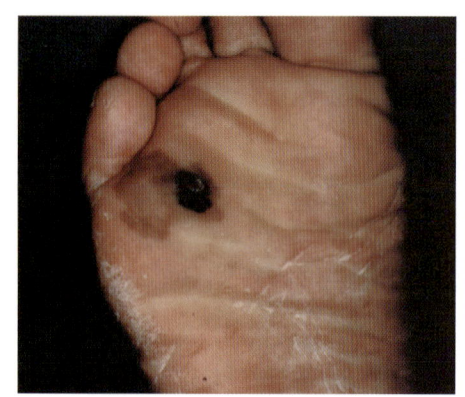

図13 足底部の悪性黒色腫
不規則な形状で濃黒色から淡褐色まで多彩の
色調を呈し、境界不鮮明な部位を有する。

母指は指の対立運動や物の掴み動作にとって重要な指であり、できるだけ患指を長く残す方が機能的には優れている。母指の再建には示指を母指列に移行する母指化術や足趾を血管神経付きで移植する方法がある。

局所皮弁に関しては、採取部の一期的縫縮が困難なため適応とならない場合が多い。内側足底皮弁は"土踏まず"の部位を用いる有用な皮弁であるが採取部の閉鎖には植皮を要することになる。

■ 手指

早期例と進展例で再建方法が異なる。

●早期例

患指の温存が可能であり、切除部位に対しては分層または全層植皮で十分である。

指背への植皮はいずれの部位からの採皮でもあまり問題ないが、手掌側への植皮は土踏まずからの全層植皮がよい。

爪部の黒色腫切除では容易に骨面が露出するが、この部位の骨面には植皮が可能であり、植皮による再建で十分である。逆向性指皮弁や指交差皮弁などの皮弁を用いた再建も可能である。

●進行例

患肢温存は困難であり、患指切断治療となる。切断レベルは腫瘍の浸潤度にもよるが、母指以外の場合はMP関節レベルでの関節離断が原則である。しかし、中手骨近位1/3レベルの切断の方が整容的には優れている。

7 隆起性皮膚線維肉腫 (Dermatofibrosarcoma protuberans)

【概念】

真皮より皮下組織にかけて発生する皮膚悪性腫瘍である。性別はやや男性に多く、初発年齢は広い年齢層に分布しているが、青壮年期に多く初発する。好発部位は最も多いのが躯幹であり、続いて四肢、頭頸部に認められる。

臨床的には、はじめは常色から茶褐色あるいは赤紫色斑として現れ、次第に皮下に浸潤し、固い局面や多発性結節を形成し、さらにケロイドや瘢痕様の腫瘤を形成する病変である。発育は通常きわめて緩徐であり、転移は稀であるが、局所に深く浸潤する傾向が強いため腫瘍摘出後に再発する例が少なくない。病理組織学的には、線維芽細胞様の紡錘形細胞と膠原線維からなり、束状、渦状の配列を示し、いわゆる花むしろ模様や車輪様配列を特徴的な所見としている。

【治療】

化学療法も放射線治療も有効性はなく、手術的切除が唯一の治療法である。

切除範囲が問題となるが、健常皮膚を多く含めて切除した方が再発率が低くなるため広範囲に切除した方が安全である。ただし、本腫瘍は腫瘍辺縁が明瞭なものと比較的不明瞭なものが存在するため、最近では腫瘍の浸潤形態によって切除範囲を考慮している。腫瘍境界が明瞭と判断される場合には腫瘍辺縁から3cm以下の切除範囲でよく、境界不明瞭と判断される場合には腫瘍辺縁から3cm以上離して切除する必要がある。したがって、1つの腫瘍であっても境界明瞭な側は2cm離し、不明瞭な側は5cm離して切除するというようなこともあり得る。また、切除の深さに関しては、筋膜を含めて切除すればだいたいの腫瘍は取りきれているが、稀に筋肉まで浸潤している腫瘍も認められるので、皮下組織の薄い部位や腫瘍の大きさを考慮して腫瘍下層の筋肉や骨も一部切除することも考慮する。広さにせよ深さにせよ取り残しが疑われる場合は、いったん人工真皮などで被覆して病理組織学的検査で腫瘍残存の有無を確認したうえで再切除や再建を行うのも一法である。

再建に関しては、小範囲であれば縫縮するが、縫縮不可能な大きさであれば分層植皮や全層植皮が第1選択である。筋肉や骨が露出していれば局所皮弁を考慮する。遊離皮弁や筋皮弁が再建として必要になる場合は稀である。

本腫瘍は再発が問題となり3年以内に再発することが多い。10年以上後に再発した報告例もあり、注意を要する。再発を重ねるたびに、その間の期間が短くなり、組織学的にも悪性度を増していくという報告もあるため、根治的切除が非常に重要である。

――参考文献――

- 斎田俊明:皮膚悪性腫瘍の診断と治療. Skin Cancer 8 : 161-186, 1993
- UICC: TNM Classification of Malignant Tumours, 6th ed. Edited by Sobin LH & Chwittekind, pp119-125, Wiley-Liss, New York, 2002
- 日本皮膚悪性腫瘍学会:皮膚悪性腫瘍取扱い規約、日本皮膚悪性腫瘍学会編、金原出版、2002
- 斎田俊明:悪性黒色腫、皮膚臨床、45: 1387-1395, 2003

Ⅶ-3. 爪の外科

1 陥入爪

【概　念】

　陥入爪は機械的要因による爪周囲の炎症で、第Ⅰ趾に生じることが多い。この疾患の根本の原因は深爪である。爪の外側を深爪し、爪甲側縁先端が側爪郭に食い込み炎症を来たす。単に深爪をするだけでなく、最外側の爪甲を切り残し爪棘となった場合にはさらに発症しやすい。特にハイヒールなどの先細で第Ⅰ趾に過剰な圧がかかる靴が普及するようになり、患者が増えてきた。また、サッカーやテニスのような瞬発力の必要なスポーツの普及や、第Ⅰ趾を踏まれたりすることが契機となり発症する。症状は通常3段階に分類される。

第1度：側爪郭が炎症により発赤し、疼痛を伴う段階。保存的治療により治癒可能。
第2度：側爪郭の炎症が強くなり、感染・疼痛を伴い側爪郭に肉芽を形成する段階。相対的手術の適応（**図1**）。
第3度：感染を繰り返し、側爪郭が腫脹し肉芽が爪甲の上まで形成され強い疼痛を伴う段階。絶対的手術の適応（**図2**）。

【治　療】

保存的治療

　第1度の軽い症例であれば、爪甲外側縁が側爪郭に食い込まないように爪甲外側縁の下に綿花やソフラチュールを挿入することにより疼痛を抑え、炎症を軽減させることができる。爪甲外側縁先端より中枢側までプラスチックチューブ（点滴で用いる輸液チューブ）の1側に切開を加えて開き、

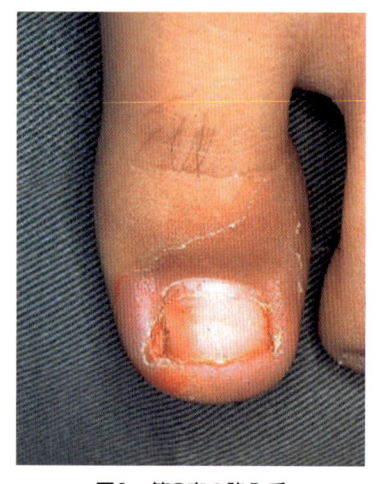

図1　第2度の陥入爪
側爪郭が炎症により発赤し、肉芽を形成している。

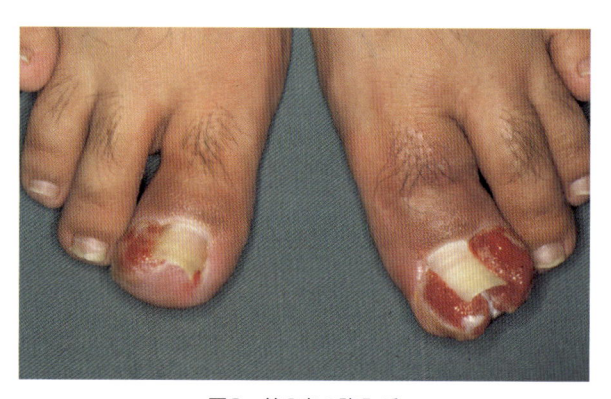

図2　第3度の陥入爪
側爪郭が腫脹し肉芽が爪甲の上まで形成され強い疼痛を伴う。

爪甲外側縁を被覆することにより喰い込まないようにして炎症や疼痛を防ぐこともできる。重症例であっても肉芽を除去し、アクリル人工爪を装着することにより治癒させることができる場合もある。爪甲外側縁が側爪郭に食い込んでいるからといって爪甲外側縁を切って短くする治療は逆効果であり、してはならない。一時的に疼痛が緩和されたとしても再発し、むしろ症状が悪化することが多い。治癒させるためには爪甲外側縁を切除せずになるべく疼痛がないようにして伸ばし、側爪郭を超えるようにすることが肝心である。

手術的治療

手術療法の欠点として、爪甲の幅が狭くなり整容的問題が残る。また、爪甲と側爪郭の連続性が絶たれることにより、趾先端部の隆起が起こり爪甲は厚硬爪甲や鉤弯爪様の変化を生じる場合もある。

■ フェノール法

肉芽の形成が強い時は肉芽を電気メスで焼却切除する。側爪郭に食い込んだ爪甲外側縁を約5mm程度部分抜爪し、フェノールを浸した綿棒を抜爪した部位に挿入して爪床・爪母を腐食させる。腐食時間は1回30秒で5回繰り返す。その後、無水アルコールに浸した綿棒でフェノールの作用を中和する。フェノールの代わりに電気メスやレーザーで爪床爪母を焼く方法もある。

■ 爪甲・爪床・爪母を除去する方法

病巣部の爪甲・爪床・爪母を約5mmの幅で一塊として切除する方法である。この時に爪母を取り残さないようにすることが大事である。切除した後は開放のままで保存的に治療したり、一期的に縫縮したり、テープで固定するといった方法がとられる。

2 巻爪

【概　念】

　爪甲が遠位部で強く内方に弯曲し、爪甲が爪床組織内に食い込んだ状態の爪である（図3）。疼痛を生じる場合もある。母趾に生じることが多く、pincer nail とも呼ばれる。原因は先の狭小な靴やハイヒールの着用、爪白癬の合併症としても生じるが、詳細は不明である。

図3　巻き爪
爪甲が内方に弯曲し、爪床組織内に喰い込んでいる。

【治　療】

保存的治療

　超弾性ワイヤー法：爪甲の末梢端を一部爪床から剥がし、弯曲している爪のできるだけ外側縁に23ゲージの注射針で穴を開け、超弾性ワイヤーを通す。ワイヤーの固定は医療用のアロンアルファ®を用いてずれないように固定する。また、弯曲した爪の外側端にスチール鋼を引っかけて、中央部でワイヤーを締め上げて爪甲の弯曲を矯正する方法もある。

手術的治療

　爪床形成法：爪甲を爪床から丁寧に剥離し除去する。側爪郭よりも外側約5mmと爪床部よりも末梢側約5mmを結ぶ線で爪甲周囲を半周切開し、末節骨上で爪床皮弁として挙上する。末節骨を平坦に削り爪床を平坦にした後、皮弁を元に戻し縫合固定する。皮弁の末梢側は魚口様に切開したり、ジグザグに切開することにより横幅を延長する。

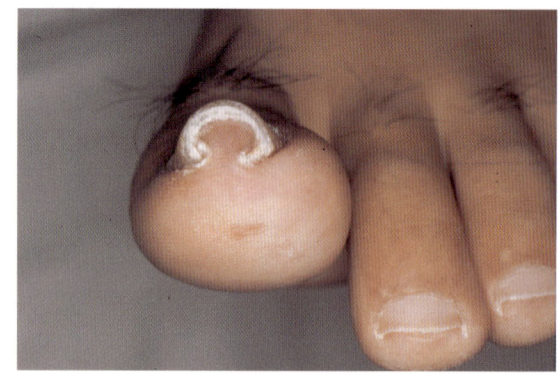

———**参考文献**———
- 東禹彦：爪、基礎から臨床まで．金原出版，2004

Ⅶ-4. 腋臭症手術

【概　念】

　腋臭症は"わきが"とも呼ばれ、腋汗が特有の悪臭を放つ場合をいう。その原因は、アポクリン腺の増加と機能亢進のため分泌の増加したアポクリン汗が、皮膚表面の細菌により分解されることによって特有の臭いを放つためとされている。本症は一般的には思春期に顕著となり、遺伝性を有し男性に多く認められる。日常よく遭遇する疾患であり、日本人の場合、潔癖な国民性も手伝って本症を気にする人が多い。

　アポクリン汗腺は腋窩、乳輪、肛門などに限局し、これを腋窩腺、乳輪腺、肛門周囲腺と呼んでいる。腋臭症の原因となるのはこの腋窩腺であり、腋窩腺は腋毛の認められる部位に限って存在する。腋窩部の皮膚皮下組織を縦断面で観察すると、最上層は表皮・真皮層であり、その下に汗腺層がある。その下は腋窩脂肪層であるが、汗腺層との間に腋窩筋膜を有する。アポクリン汗腺は腋毛の生える範囲の真皮下から腋窩筋膜までの１区画に限局して存在するので、汗腺組織を効率的に除去することが可能となる。

【治　療】

　本症の治療法は保存的治療と外科的治療に大別される。

保存的治療

　薬物療法（抗菌剤含有石けんや抗菌制汗剤の外用、抗コリン剤やトランキライザーの内服）、理学的療法（電気分解、電気凝固、イオントフォレーゼ）、放射線療法など多岐にわたっているが、効果は一時的であり副作用があるものもある。したがって根治を期待するためには手術的治療を行う。

手術的治療

　通常、横切開法で行う。
　手順
①まず、術前に腋窩の有毛部を確認して点線でその範囲をマーキングする（図-①）。
②有毛部を３分割するように皮膚の皺の線に沿って２本の平行な切開線をデザインする（図-②）。有毛部が広範囲の場合には３本線にしてもかまわない。
③両側を手術する場合、麻酔薬の量が多くならないよう0.5％のエピネフリン入りリドカインを用いて麻酔を効かせるとともに、腋窩筋膜上をhydrodissectionする。それぞれの切開線の両側に３カ所ずつピオクタニンでtattooを行っておくと縫合時の目印となる。
④15番メスを用いて腋窩筋膜の層まで切開を加える。真皮下はほとんどアポクリン汗腺で占められている。腋窩筋膜上で３枚の皮弁を剥離挙上する（図-③）。
⑤皮弁の裏面には、膜を通して房状となった赤褐色の汗腺組織が透見できる。その汗腺層は数mmの厚さを持ち、真皮にしっかりと付着した実質性組織層として存在する。腋窩脂肪は赤褐色の汗腺組織に比べ明るい黄色調を呈しており、房の大きさは比較的大きいために容易に区

Ⅶ. 各種の皮膚外科疾患の治療法

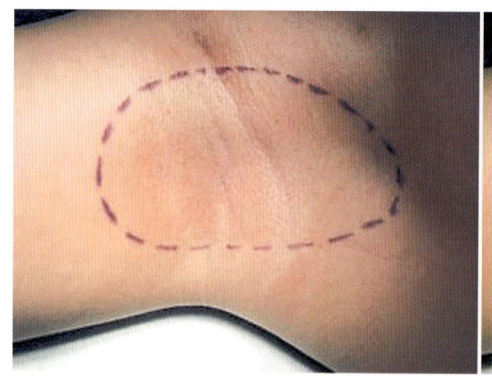

①腋窩の有毛部をマーキングする。

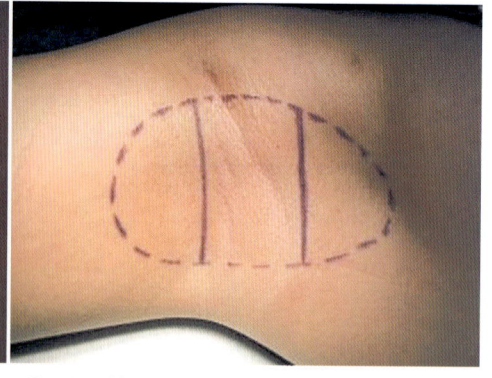

②しわの線に沿って2本平行な切開線をデザインする。

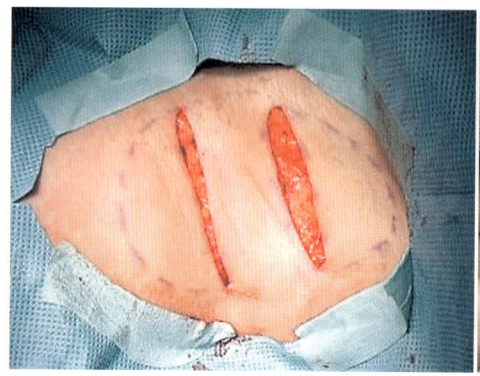

③腋窩筋膜上で3枚の皮弁を剥離挙上する。

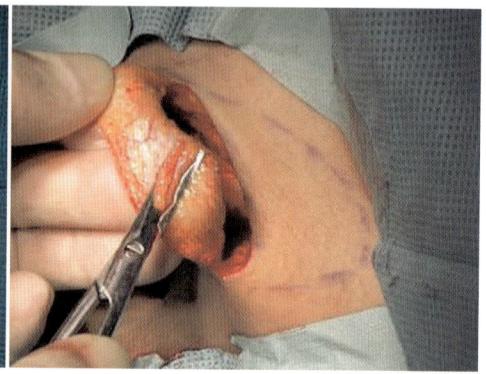

④皮弁を裏返して真皮面に付着している汗腺組織を除去する。

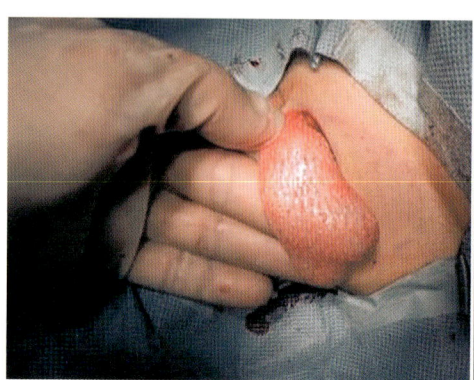

⑤汗腺切除後。

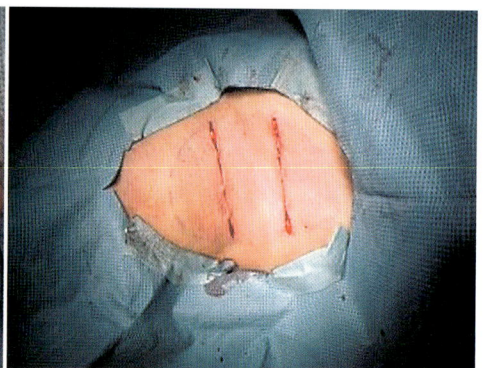

⑥真皮縫合後。

図　腋臭症手術の実際

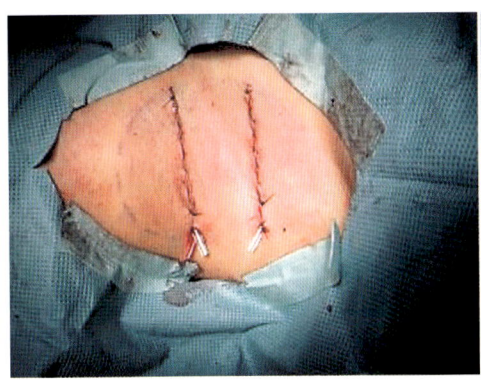

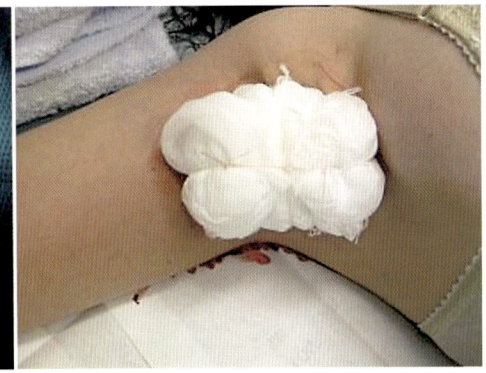

⑦皮膚縫合終了後ペンローズドレーンを挿入する。　⑧タイオーバー固定を行い圧迫固定する。

図　(つづき)

別される。

⑥皮弁を裏返して真皮面に付着している汗腺組織を、形成曲剪刀を用いて除去する（**図-④**）。この際、真皮下血管網をあまり気にする必要はなく、汗腺組織を徹底的に除去するように努める。皮弁を指の上で十分に伸展させて汗腺組織を除去するようにすると、容易に行うことができる。

⑦腋窩有毛部の中央では汗腺組織は腋窩脂肪とはっきり区別されるが、周囲にいくに従って汗腺組織は厚さを減じ、だんだんと境界の判然としない孤立性の房状の組織となって終わっている。この辺縁部に至るまで完全に切除する（**図-⑤**）。

⑧汗腺組織を除去した後、止血操作をしっかり行うが、皮弁側ははっきりした出血点のみを止血し、あまり損傷を加えないようにする。

⑨3枚の皮弁を元に戻し、術前に付けたピオクタニンの位置で吸収糸を用いて真皮縫合を行ったのち（**図-⑥**）、5-0ナイロン糸で上縫いを行う。

⑩皮弁下に術後血腫を生じないように3枚の皮弁下にそれぞれ1本ずつペンローズドレーンを挿入する（**図-⑦**）。

⑪有毛部周囲に等間隔に3-0絹糸を縫合固定し、手拳大のガーゼを有毛部に置いてタイオーバー固定を行い、皮弁部を圧迫固定する（**図-⑧**）。

⑫1週間後にタイオーバー固定を除去する。皮弁を薄く剥がしているので創縁がwetになることが多いが、保存的治療で十分である。最初は瘢痕が目立っても6カ月～1年でほとんど目立たなくなる。

VII-5. 陥没乳頭手術

【概　念】

乳頭が乳輪平面よりも陥凹している状態を陥没乳頭と呼ぶ。乳輪と同じ高さの場合、扁平乳頭と呼ぶこともある。

●成因

先天的要因が大きく関与しており、乳管の低形成や短縮、乳管周囲の結合組織や平滑筋の形成不全や線維化が主因となっている。また、後天的要因として、乳房手術や外傷、炎症、ときには乳癌の1症状として出現することもある。したがって、問診や理学的所見は十分に行う。

●症状

整容的な面以外に機能的障害が大きい。最も問題となるのは乳児が乳頭を捕獲できないことによる授乳障害である。もう1つは、常に引き込まれた乳頭のくぼみに皮脂や汚れがたまり、湿潤環境も手伝って感染を起こすことがあり、乳頭炎や乳腺炎に発展する。

陥没乳頭の程度もさまざまである。乳輪周囲から乳頭に向かって摘んでマッサージすると乳頭が立ち上がる程度の陥没は軽症である。軽症であれば保存的治療により陥没乳頭が治癒する可能性が高い。中等度以上の陥没乳頭が手術適応である。麻酔を行ったのち、フックで乳頭が引き出せる程度であれば中等度であり、フックを用いても引き出せない場合が重度である。

【治　療】

保存的治療

軽症の陥没乳頭は、保存的治療で治癒することが多い。特に若年者で、今後授乳する可能性が高い年齢の患者では重症度にかかわらずまず試みるべき治療法である。

1つの方法は乳頭マッサージである。母指と示指により乳頭近傍の乳輪を軽く圧迫しながら水平や垂直方向に軽く引っぱる。さらに、乳頭を軽く摘んで引っぱり出すようにする。このようなマッサージを入浴時を中心に1日数回行う。そのほかに器具を使う方法として、シールド法や吸引法がある。

手術的治療

■ 軽症

Z形成術を用いた難波法による修正術を行う。

手順

①乳管開口部の外側に円を作図する。この円内が乳頭の先端部となる。

②乳頭をフックや有鉤摂子で引き出してその基部にも同心円を描く。この円が乳頭基部となる線であり、通常先に描いた円との距離が1cm程度であり、これが乳頭の高さとなる。この同心円内で乳頭の高さを増し、乳頭基部の距離を縮めるようにZ形成術を行うわけである。

③乳頭基部の線に茎がくるような頂角30〜45°の三角皮弁をデザインする。

④もう1つの三角皮弁は頂角をおよそ90°とし、

その一辺は乳頭基部の線に沿うようにする。このようなZ形成術を乳頭の大きさや拘縮の程度によって2〜4個行う。

⑤乳頭先端部に支持糸として3-0絹糸をかける。頂角の小さい皮弁は皮下組織もしっかり含め厚みのある皮弁として挙上する。

⑥乳頭基部の切開も皮下組織までしっかりと行う。この時点で絹糸を引き上げて乳頭に引きつれが残っている場合には、切開線から剥離剪刀を挿入して乳管周囲を鈍的に剥離する。その際に乳管を傷つけないように注意する。

⑦縫合に移る。乳頭基部の締めつけのために行う縫合に関しては吸収糸でしっかり埋没縫合を行う。

⑧その後5-0ナイロン糸で上縫いを行う。

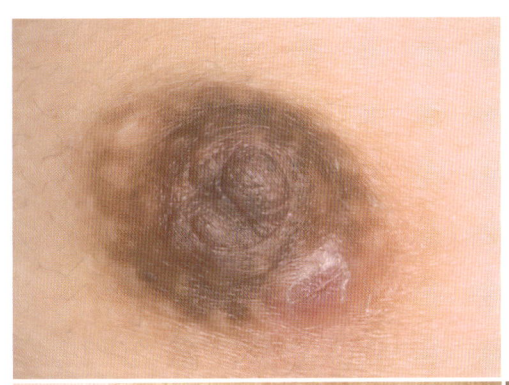

■ 中等度〜重度（図1）

前述の方法では再発の危険性があるため直視下で拘縮を解除する方法を選択する。同心円までの手順（①②）は前述と同様である。

手順

③乳頭先端の最陥凹部を横断するような切開線をデザインする。その横断線を外側の線まで延長し、同心円で囲まれた部分で前述のようなZ形成術を2カ所にデザインする。

④まず乳頭横断線の上下に支持糸として3-0絹糸を1本ずつかける。それを上下に引っぱりながら横断線に垂直に切開を加える。

⑤乳管を確認したらそれを損傷しないように剥離剪刀を用いて乳管周囲の拘縮を解除するように深部に向かって剥離していく。

⑥剥離剪刀を押し広げるようにして拘縮を解除し、絹糸で乳頭を引き出しても後戻りしなくなるまで十分に解除操作を行う。

⑦解除操作終了後、乳頭基部平面で上下に分離した乳頭を吸収糸で縫合固定する。

⑧乳頭横断線の両端で前述と同様のZ形成術を施行した後、5-0ナイロン糸で皮膚縫合する。

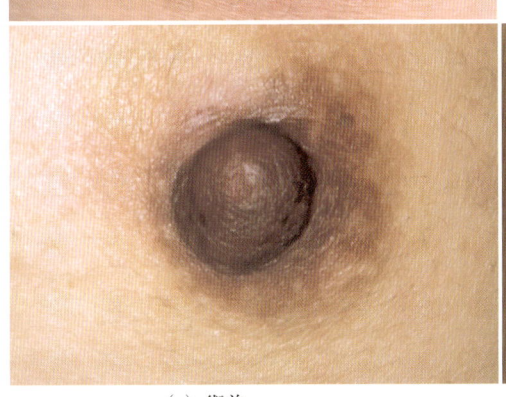

(a) 術前。
(b、c) 術後6カ月の正面像と側面像。

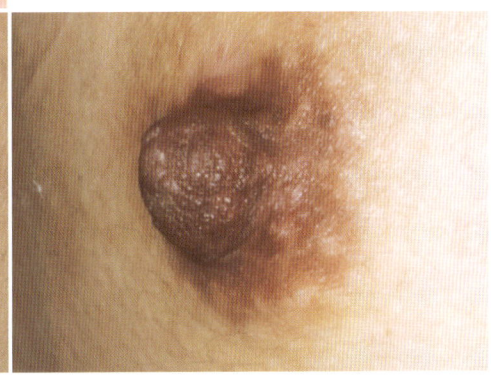

図1 中程度の陥没乳頭

Ⅶ. 各種の皮膚外科疾患の治療法

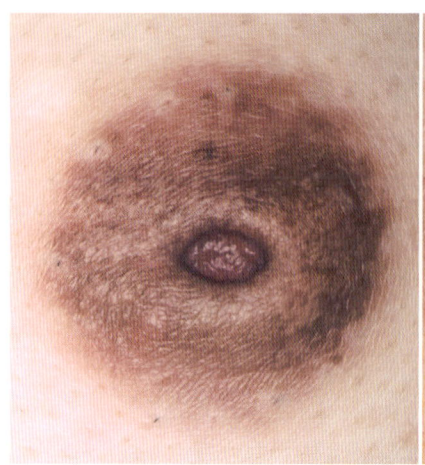

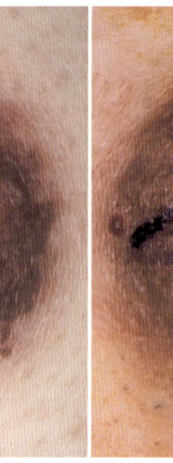

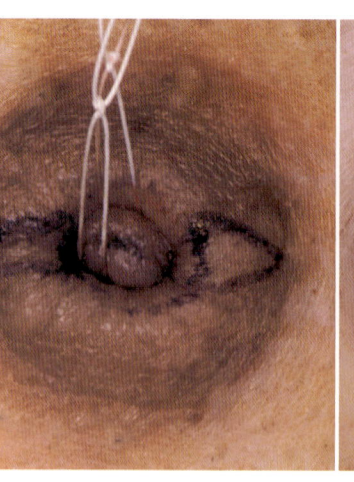

①術前。

②乳頭横断線の上下に支持糸として3-0絹糸を1本ずつかけ、両端のZ形成の中心線に紡錘形の皮弁をデザインする。

③絹糸で陥没乳頭を引き出したところ。

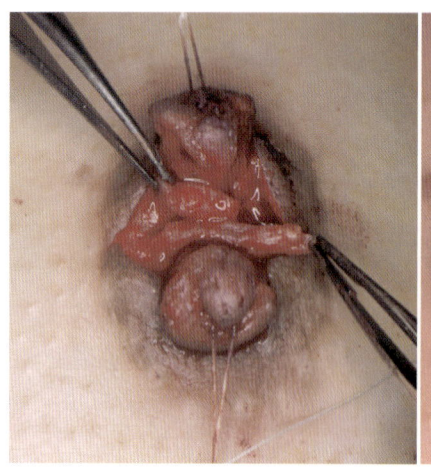

④乳頭基部を茎とする脱上皮した紡錘形の真皮弁を両側から上下に分離した乳頭の中央部に倒し込み、2つの真皮弁を吸収糸で縫合固定する。

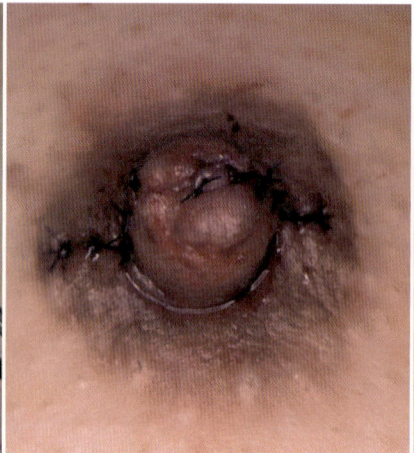

⑤手術終了直後。

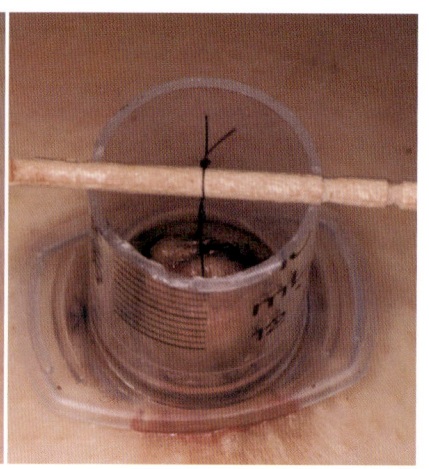

⑥注射器の外筒を2～3cmの長さで切断し、その切断端に溝を掘り楊子を装着する。修正した乳頭先端に5-0ナイロン糸をかけ、その糸を楊子に引っかけて乳頭が突出するように固定する。

図2　最重度の陥没乳頭手術の実際

(a) 術前。　　　　　　　　　　　　　(b) 術後6カ月。

図3　最重度の陥没乳頭

■ 最重度（図2, 3）

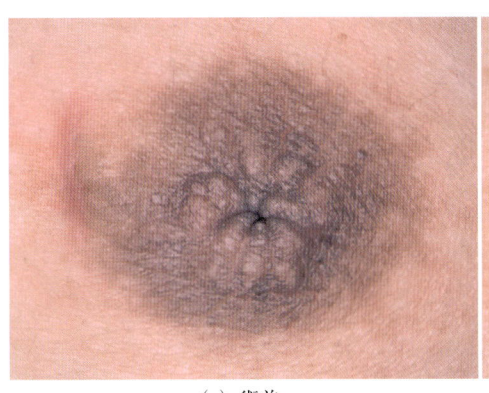

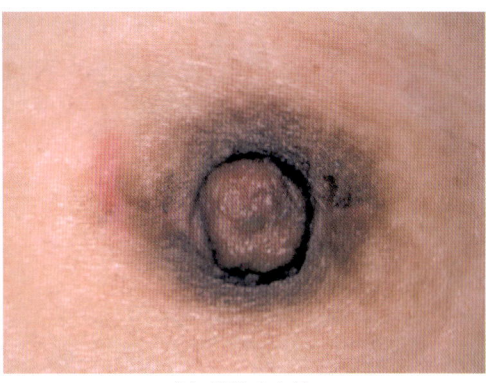

中等度〜重度の場合の方法に後戻り防止のための真皮弁による橋渡しを行う。前述の方法のZ形成の中心線に、紡錘形の皮弁をデザインする（図2-①②）。

手術操作は中等度と同様である（①〜⑤）。

手順

⑥剥離操作終了後に、乳頭基部を茎とする脱上皮した紡錘形の真皮弁を両側から上下に分離した乳頭の中央部に倒し込み、2つの真皮弁を吸収糸で縫合固定する（図2-③④）。

⑦真皮弁を乳頭基部平面で乳頭の結合織に吸収糸で縫合固定する。その後、Z形成術を施行した後、5-0ナイロン糸で皮膚縫合する（図2-⑤）。

⑧術後は後戻り防止のための固定が必要であり、注射器の外筒を2〜3cmの長さで切断し、その切断端に溝を掘り楊子を装着する。修正した乳頭先端に5-0ナイロン糸をかけ、その糸を楊子に引っかけて乳頭が突出するように固定する（図2-⑥）。

⑨術後2〜3週間固定し、その後は乳頭の大きさだけくり抜いたスポンジを装着し、衣服が直接乳頭に触れないように3カ月間保護する。

―参考文献―

- 中野峰生：陥没乳頭の非観血的治療．形成外科医ADVANCEシリーズⅡ-5、乳房・乳頭の再建、最近の進歩，山田敦編，pp20-27, 克誠堂出版、東京、1999
- 難波雄哉、伊藤考徳：陥没乳頭の再建術．形成外科 9: 93-96, 1966
- 酒井成身、安藤和正、田辺博子：重度な陥没乳頭の形成手術．形成外科 28: 323-331, 1985

Ⅶ-6. 出臍手術

【概　念】

■ 出臍

臍は胎児期の臍帯付着部に生じた一種の瘢痕組織であり、その表面には多数の皺襞を認める。臍は腹部正中の白線上に存在し、皮下脂肪が欠損しており、通常深いくぼみを形成している。そのくぼみが欠損し、臍の中央部のみが突出したり、臍全体が突出した形状を示す状態を"出臍"と呼んでいる（図1）。その突出した臍の内容物に腹腔内臓器が含まれるものを、臍ヘルニアと呼ぶ。

■ 臍ヘルニア

臍輪の閉鎖前に腹圧上昇が加わると、閉鎖が遅延し腹膜や大網などが突出し、ヘルニアを形成する。臍ヘルニアは啼泣時に突出し、触診でヘルニア門を触れる。通常、生後6カ月以内に90％、1歳以内に95％が自然治癒する。自然治癒しない場合は、出臍の治療だけではなくヘルニア門の閉鎖が治療上重要となる。

なお、臍帯ヘルニアと呼ばれる病態は、胎生期の腹壁形成不全により皮膚欠損を伴い、腹腔内臓器が羊膜や腹膜に覆われて脱出した状態であり、一般にいう出臍や臍ヘルニアとは異なる。

【治療（臍形成術）】

皮弁形成により行う。

臍の幅で下方茎とする縦長の皮弁を作成する。臍の皮膚に皺襞が多数あり、皮弁の長さが十分取れる場合は臍内で皮弁を挙上するが、皮弁の長さが十分取れない場合は臍の上縁を1～2cm超えて作成する。

手順

① 皮弁を挙上し、皮弁裏面の瘢痕組織を皮弁が薄くしなやかになるように削る。
② 臍の下縁を超えて皮弁の尾側を筋膜上で1～2cm剥離する（図2-②）。
③ 皮弁を挙上した周囲の創縁を下床の筋膜に縫合固定する（図2-③）。

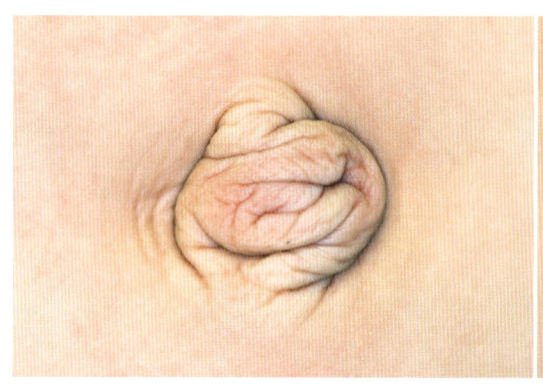

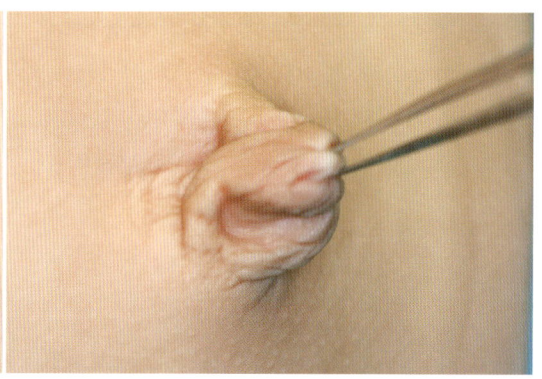

図1　出臍
臍全体が突出している。臍の皮膚は十分余っている。

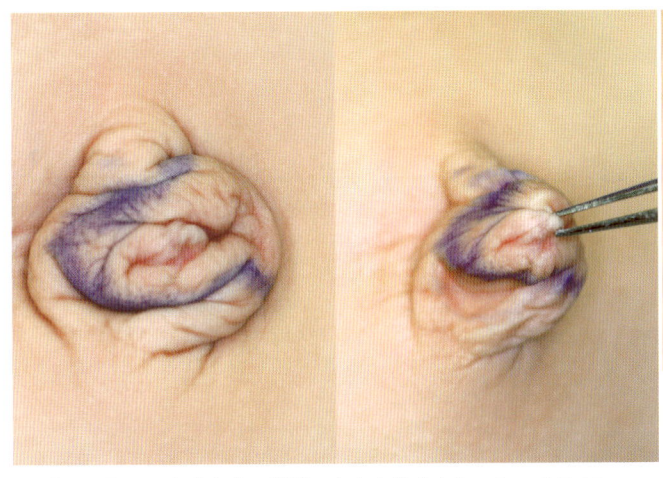

Ⅶ. 各種の皮膚外科疾患の治療法

①臍の幅で下方茎とする縦長の皮弁を作成する。そのデザイン。

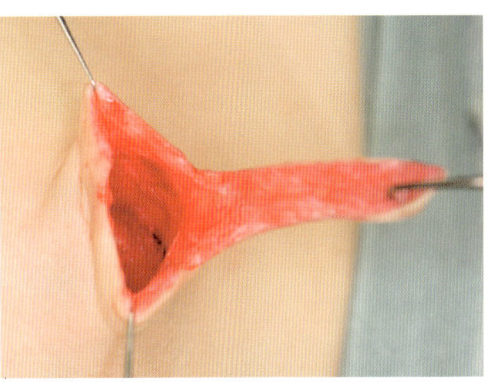

②皮弁を挙上し、皮弁裏面を削る。臍の下縁を超えて皮弁の尾側を筋膜上で1〜2cm剥離する。

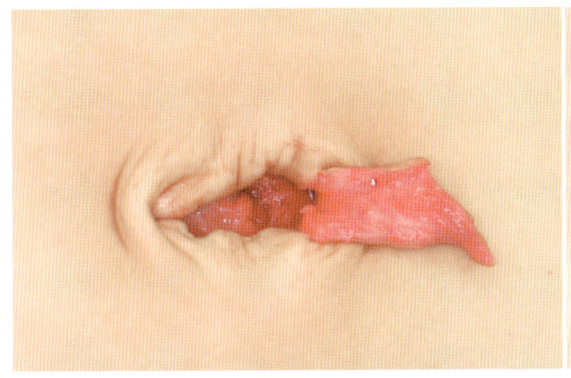

③周囲の創縁を下床に縫合固定する。

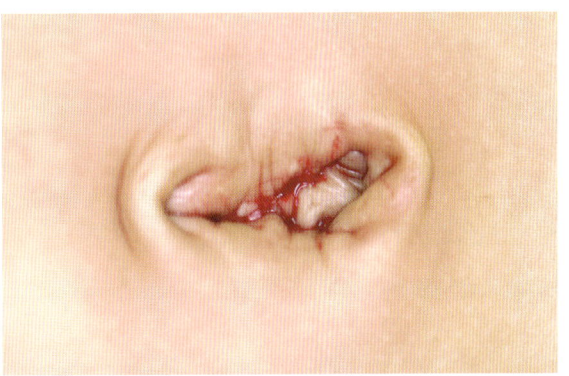

④皮弁を尾側にずらし、皮膚側が凹面になるように折り曲げて袋を形成する。

図2　出臍手術の実際

④最後に皮弁を尾側にずらし皮膚側が凹面になるように折り曲げて袋を形成し、その皮弁の袋を筋膜上で剥離した皮下ポケットに挿入する。皮弁の中央部と下床の筋膜を縫合固定して皮弁が浮き上がらないようにする（図2-④）。

⑤術後は臍内に綿やガーゼを詰め、上からガーゼで圧迫固定する。

⑥抜糸後も臍に綿花を詰めてテープで固定し、3カ月ほど圧迫固定する。

著者紹介

細川　亙　大阪大学大学院医学系研究科形成外科学教授
　昭和54年大阪大学医学部卒業
香川医科大学形成外科助手、住友病院形成外科医長、関西労災病院形成外科部長、大阪大学医学部皮膚科学助教授などを経て平成11年大阪大学医学部形成外科教授。日本形成外科学会理事、日本マイクロサージャリー学会評議員、日本頭蓋顎顔面外科学会評議員などを歴任。

田原 真也　神戸大学大学院医学系研究科形成外科学教授
　昭和50年大阪大学医学部卒業
　昭和54年大阪大学大学院医学研究科修了
大阪大学医学部附属病院特殊部救急部医員、住友病院形成外科医長、神戸大学医学部耳鼻咽喉科学講師を経て平成9年神戸大学医学部形成外科教授。日本形成外科学会評議員、日本マイクロサージャリー学会理事、日本頭蓋顎顔面外科学会評議員などを歴任。

矢野 健二　大阪大学大学院医学系研究科美容医療学寄附講座教授
　昭和59年高知医科大学医学部卒業
香川医科大学形成外科助手、国立呉病院形成外科医長、大阪大学医学部形成外科学助教授などを経て現職。日本形成外科学会評議員、日本マイクロサージャリー学会評議員、日本頭蓋顎顔面外科学会評議員、日本乳癌学会評議員などを歴任。

スキンサージャリーの基本手技
〈検印省略〉

2007年4月1日　第1版第1刷発行

定価（本体13,800円＋税）

編著　細　川　　　亙
発行者　今　井　　　良
発行所　克誠堂出版株式会社

〒113-0033　東京都文京区本郷3-23-5-202
電話（03）3811-0995　振替00180-0-196804
URL http://www.kokuseido.co.jp

ISBN978-4-7719-0320-3 C3047 ￥13800E　印刷：株式会社シナノ
Printed in Japan © Ko Hosokawa, 2007

・本書の複製権・翻訳権・上映権・譲渡権・公衆送信権（送信可能化権を含む）は克誠堂出版株式会社が保有します。
・JCLS〈(株)日本著作出版権管理システム委託出版物〉
本書の無断複製は著作権上での例外を除き禁じられています。複写される場合は、そのつど事前に(株)日本著作権出版管理システム（電話03-3817-5670, FAX 03-3815-8199)の許諾を得てください。